W0261845

Dermatologische Propädeutik.

Die entzündlichen Erscheinungen der Haut im Lichte der modernen Pathologie.

Sieben Vorlesungen für Ärzte und Studierende

von

Professor Dr. S. Róna,
Vorstand der Abteilung für Hautkrankheiten
des St. Stephanspitals in Budapest.

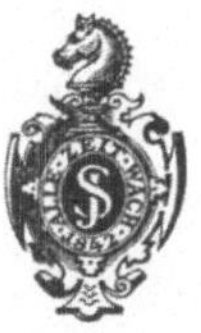

Springer-Verlag
Berlin Heidelberg GmbH
1909

Alle Rechte, insbesondere
das der Übersetzung in fremde Sprachen,
vorbehalten.

ISBN 978-3-662-32492-9   ISBN 978-3-662-33319-8 (eBook)
DOI 10.1007/978-3-662-33319-8

Vorwort.

Den größten Teil der Hautveränderungen machen die entzündlichen Erscheinungen der Haut aus. Es ist also eine den Errungenschaften der modernen Pathologie entsprechende Erklärung derselben wohl die wichtigste Aufgabe der dermatologischen Propädeutik, um so mehr, als ja die Dermatologie bekanntlich selbst ein pathologisches Forschungsgebiet ersten Ranges bildet.

Dieser Aufgabe gerecht zu werden, war ich in meinen propädeutischen Vorlesungen bemüht. Gestützt auf die allgemein-pathologische und die dermatologische Literatur und unterstützt durch meine eigenen Untersuchungen, versuchte ich, die entzündlichen Erscheinungen der Haut in systematischer Weise und durchwegs so zu deuten, wie ich es dem Stande unseres heutigen Wissens angemessen erachtete. Diese Vorlesungen veröffentliche ich nun in letzter Fassung.

Budapest, im November 1908.

Der Verfasser.

Inhaltsverzeichnis.

I. Vorlesung.

Einleitung: Der heutige Stand der Entzündungslehre. Die Schädigungen der Haut und deren Ursachen.

1. Traumen: a) Mechanische, b) Kalorische und aktinische, c) Chemische. 2. Tierische und pflanzliche Parasiten. 3. Mikroorganismen und deren Gifte. 4. Von der Blutbahn aus wirkende Gifte: a) Innerlich gegebene Arzneistoffe, b) Nahrungstoffe, c) Autogene Gifte.

Einleitung:
Der heutige Stand der Entzündungslehre.

Die Auffassungen der Pathologen über die Entzündung kann man heute folgendermaßen zusammenfassen:

Ein Teil der Pathologen sieht, nach dem Vorgange von Thoma (1886), die Entzündung an als eine auf Reiz entstehende, auf biologischen Eigenschaften des Organismus beruhende, einfache Reaktion von seiten des Organismus.

Andere Autoren fassen die Entzündung schon als eine gegen gewebsschädigende Ursachen ankämpfende

(Metschnikoff)[1] oder als eine gegen diese gerichtete abwehrende Funktion auf (Abwehrfunktion Ribbert)[2], perhorreszieren aber dabei die teleologische Vorstellung.

Der dritte Teil endlich faßt die Entzündung als einen Prozeß auf, der im Gefolge von primären Gewebsschädigungen entsteht und deren Heilung bewirkt, also direkt regenerativ ist. E. Neumann (1889) drückt dies in folgenden Worten aus: „Wir haben unter Entzündung diejenige Reihe von Erscheinungen zusammenzufassen, welche sich nach primären Gewebsläsionen (Laesio continui, Nekrose) lokal entwickeln und die Heilung dieser Läsionen bezwecken."

Es ist nun nicht zu leugnen, daß die neueren ätiologischen, mikrobiologischen, pathologischen und pharmakologischen Forschungen, die Immunitätslehre, die klinischen Beobachtungen speziell von dermatologischer Seite, ferner

---

[1] Metschnikoff hält die teleologische Auffassung für eine irrige, denn der ganze Prozeß beruhe auf den Gesetzen der Evolution, nach welchen die dem Organismus nützlichen Charaktere im Wege der Selektion konserviert, die schädlichen hingegen eliminiert werden.

[2] Nach Ribbert ist die Entzündung eine durch den Organismus phylogenetisch erworbene Abwehrfunktion und hat mit teleologischen Vorstellungen nicht mehr zu tun, als alle anderen Körperfunktionen. Man kann nach ihm die Entzündung definieren als die Summe aller Vorgänge, welche, durch die verschiedenen, gewebsschädigenden Ursachen ausgelöst, eine direkte Einwirkung der Zelle und Säfte des Körpers auf dieselben herbeiführen.

die therapeutischen Erfahrungen (Bier) etc. für die Richtigkeit der letzteren Auffassung sprechen, indem sie immer mehr und mehr Argumente für diese beibringen.[1]

An dem Wesen des Prozesses selbst ändert dann weder die teleologische, noch die die Nützlichkeit oder Zweckmäßigkeit beiseite lassende Deutung des Vorganges.[2]

---

[1] Warum diese an und für sich richtige Auffassung noch immer nicht die allgemeine ist, wird durch folgende Zeilen Marchands erklärt: „Andere, vielleicht heutzutage noch die Mehrzahl der Pathologen, haben sich dieser Auffassung nicht angeschlossen, indem sie den deletären Charakter der Entzündung für den Organismus in den Vordergrund stellen. Dies beruht aber zum großen Teil auf (der oben hervorgehobenen) Verwechselung des allgemeinen Vorganges mit der speziellen Erkrankung. Selbstverständlich wird es niemandem einfallen, eine Phlegmone, ein Wunderysipel für etwas Nützliches zu erklären. Hier ist aber nicht der Entzündungsvorgang das Nachteilige, sondern die ursächliche Einwirkung, die Infektion.

Andererseits darf man nicht außer acht lassen, daß die meisten, vielleicht alle derartigen Einrichtungen, welche als Schutz- oder als Kompensationsvorrichtungen sich erweisen, nicht immer in ausreichendem Grade in Wirksamkeit treten, und daß sie nicht selten ihrer Natur nach andere Nachteile für den Organismus mit sich bringen.

Wenn das nicht der Fall wäre, würde der Organismus die Fähigkeit haben, allen äußeren Schädlichkeiten gegenüber selbst heilend zu wirken, es würde dann überhaupt keine Krankheit durch derartige Schädlichkeiten tödlich enden.“

[2] „Es liegt im Wesen des Organismus,“ sagt Marchand, „daß derartige gesetzmäßig ablaufende Vorgänge mit einem gewissen Nutzeffekt verbunden sind. Nur solche nutzbringende Vorgänge kehren in gesetzmäßiger Weise wieder, gleichviel, ob man sich dieselben als durch allmähliche Anpassung phylogene-

Das Wesen des Vorganges ist aber folgendes: 1. daß nämlich der entzündliche Vorgang immer, also gesetzmäßig, im Anschluß an eine die Gewebe schädigende Einwirkung auftritt; 2. daß der entzündliche Vorgang einerseits gegen die lokalschädigende Ursache ankämpft (Abwehrfunktion), andererseits aber die lokal verursachte Schädigung nach Möglichkeit ersetzt (Regenerative Funktion); 3. daß diese Funktionen des entzündlichen Vorganges stets eng miteinander verknüpft sind und eine zusammenhängende Kette bilden, so daß sie nicht voneinander zu trennen sind.

Ad. 1. Jede Einwirkung (mechanische, kalorische und aktinische oder chemische), die eine Entzündung nach sich zieht, verursacht primär an der Einwirkungstelle eine Schädigung des Gewebes. Diese lokale Schädigung kann groß, also bemerkbar, oder minimal, daher unbemerkbar sein, aber vorhanden ist sie stets. Ich kann mir nicht vorstellen, daß irgend eine Einwirkung, die in größerer Konzentration oder in höherem Grade zuerst hochgradige, tiefgreifende Nekrose verursachen und dann erst Entzündung hervorrufen würde, in geringerer

tisch oder auf anderer Weise erworben oder entstanden denken mag." „Erwägungen wie die vorstehenden haben dazu geführt, den Entzündungsvorgang als eine, wie man zu sagen pflegt, zweckmäßige, d. h. dem Organismus bis zu einem gewissen Grade nützliche Einrichtung zu betrachten und ihn den normalen Funktionen des Organismus an die Seite zu stellen."

Konzentration oder in geringerer Intensität nur Entzündung nach sich ziehen könnte, ohne vorher die Zellen zu schädigen.[1])

Es ist ausgeschlossen, daß bei den Entzündungen, wie sie nach Verbrennungen oder Verätzungen ersten Grades, ferner nach Einwirkung von Krotonöl, Staphylo- und Streptokokken usw. eintreten, die Zellen nicht primär geschädigt würden. Daß dies auch wirklich der Fall ist, haben bereits schon einzelne histologische Untersuchungen gezeigt. Nach Einwirkung von Jodtinktur, von Kantharidin haben eingehende histologische Untersuchungen schon dann Nekrose der Epithelzellen nachgewiesen, wenn von einer entzündlichen Reaktion wohl kaum eine oder gar keine Spur entdeckt werden konnte. Auch nach Einwirkung von Röntgenstrahlen, Diphtherie- und Streptobazillen ist die erste Erscheinung eine Nekrose des Gewebes. Es wird immer klarer werden, daß der größte Teil der klinisch

---

[1]) Siehe auch 1. Weigert, a) Entzündung. Real-Encyklopädie, Eulenburg, b) Die Virchowsche Entzündungslehre usw. Fortschritte der Med. 1889. VII. 2. E. Neumann, Zieglers Beiträge 1889. V, S. 347. 3. Leber, Die Entstehung der Entzündung. Leipzig 1891. 4. Metschnikoff, L'inflammation, 1893. 5. Marchand, a) Über Wechsel der Anschauungen in der Pathologie. Gießen 1881. b) Über die natürlichen Schutzmittel des Organismus mit besonderer Berücksichtigung des Entzündungsvorganges. Leipzig 1900. c) Der Prozeß der Wundheilung. Stuttgart 1901. 5. R. Heinz, Handbuch der experimentellen Pathologie und Pharmakologie. Jena 1905, S. 242. 6. A. Neisser, Handb. d. Hautkrankh. (Ziemssen) 1883, S. 553. Siehe auch die neueren mikrobiologischen Werke.

im Verlaufe der Entzündungen beobachteten Nekrosen auf Rechnung der ursächlichen Einwirkung und nicht auf Rechnung der Entzündung zu schreiben ist. Man kann aber heutigentags nicht mehr mit Recht sagen, daß eine gewisse Einwirkung in größerer Intensität Nekrose verursache, in geringerer Konzentration aber nur einen Reiz bilde, der die Gewebe nicht schädigt, sondern nur eine Entzündung hervorruft. Denn dort, wo Entzündung auftritt, ist auch eine primäre Schädigung: Nekrose, Nekrobiose, Degeneration, eine chemische oder physikalische Alteration der Zellen, des Protoplasma vorhanden, wenn sie auch mit unseren jetzigen Hilfsmitteln nicht immer nachzuweisen ist. Einwirkungen oder Reize, welche das Leben der Zellen nicht beeinträchtigen, rufen nie eine Entzündung hervor.

Ad. 2. Die lokale Kampf- und Abwehrfunktion des zelligen und flüssigen Exsudates gegen eingedrungene Bakterien und deren Gifte ist dermaßen allgemein bekannt und anerkannt, daß man darüber weiter kein Wort zu verlieren braucht. Man muß aber logischer Weise annehmen, daß diese Funktion auch gegen nicht infektiöse, lokal schädigende Einwirkungen ebenso zu Recht besteht.

Ad. 3. Auch das ist längst bekannt und aus den bisherigen histologischen Untersuchungen ersichtlich, daß die regenerative Wucherung der intakt gebliebenen Zellen gleich nach den ersten Zeichen der Entzündung auftritt, oder diesen auf dem Fuße folgt, und daß eigentlich diese den ganzen entzündlichen Prozeß dann abschließt. Es gelingt jedoch nicht, diese abschließenden regenerativen Vorgänge von denen der Entzündung abzutrennen. Die Entzündung ist also ihrem Endresultate nach ein regenerativer Prozeß.

Daß dies wirklich der Fall ist, kann durch keine klinische Disziplin dermaßen erhärtet werden, als eben durch die Dermatologie. Die dermatologischen Beobachtungen zeigen das Tag für Tag. Man sieht, wie auf äußere oder hämatogene örtliche Gewebsschädigungen die Entzündung der betreffenden Stelle folgt, wie diese entzündlichen Erscheinungen nach Unschädlichmachung und Eliminierung des schädigenden Agens sich wieder zurückbilden, und wie die geschädigten oder zerfallenen Zellen und Gewebe gleichzeitig ohne fremde Beihilfe ersetzt werden.[1]

---

[1] Siehe auch a) Sabouraud, La défense de la peau contre les microbes (Annales de Dermatologie 1899, p. 729. b) Darier, La Pathologie générale de la peau (La Pratique dermatologique, Bd. I, 1900).

Die Schädigungen der Haut und deren Ursachen.

———

Die Haut als Hülle des Körpers ist einerseits infolge ihrer äußerlichen Lage, andererseits wegen ihres engen Zusammenhanges mit dem Innern des Körpers, zahlreichen, sowohl von außen, als von innen durch die Blutbahn kommenden Schädlichkeiten ausgesetzt und erleidet durch diese sehr häufig Schädigungen verschiedenen Grades. Diese Schädlichkeiten und die durch sie verursachten Schädigungen können wie folgt gruppiert werden:

1. Traumen.

a) Mechanische. Schlag, Kontusion, Stich, Schnitt, Dehnung, Druck, Kniff, Biß, Kratzen und Reiben usw. führen entsprechend der Stelle, dem Grade und der Ausdehnung ihrer Einwirkung zur Quetschung und Nekrose einzelner Zellgruppen, Schichten und Gebilde (Gefäße, Nerven) der Haut. So entstehen die sichtbaren Quetsch-, Schnitt- und Bißwunden, die Erosionen und Exkoriationen. Die Schädigungen können auch so minimal sein, daß sie mit freiem Auge gar nicht sichtbar sind.

b) Kalorische und aktinische. Sehr hohe und sehr niedrige Temperaturen, der Blitzstrahl, die chemischen, die Becquerel- und die X-Strahlen in größerer Intensität verursachen an der Einwirkungsstelle nach kürzerer oder längerer Zeit sichtbare Nekrose aller oder nur einzelner Schichten der Haut. Einwirkungen geringeren Grades hingegen verursachen gewöhnlich keine, oder zuerst gar nicht und erst später wahrnehmbare Nekrose, Nekrobiose, Degeneration einzelner Zellgruppen. So entstehen die Verbrennungen, Erfrierungen, die Schädigungen der Haut durch die Sonnen-, Finsen-, Becquerel- und X-Strahlen.

c) Chemische. Säuren und Alkalien und andere ätzende Stoffe führen entsprechend ihrer Konzentration zu mehr oder weniger raschen und tiefgreifenden Nekrosen. Aber auch nicht ätzende chemische Stoffe und Mittel, z. B antiseptische Stoffe und Arzneimittel (Jodtinktur, Krotonöl, Tinkt. Kantharid.), Kleider- und andere Farbstoffe, tierische Stoffe und Pflanzensäfte, die ätherische Öle, Harze, Glykoside, Alkaloide, Toxalbumine usw. enthalten, ferner Seifen und andere Toiletteartikel (Gesichtspomaden, Haarfärbemittel, Mundwässer, Schminke), die stagnierenden physiologischen Se- und Exkrete der Haut des Körpers (Harn, Exkremente) die pathologischen Sekrete (ammoniakalischer, zuckerhaltiger Harn, Urethral- und Scheidenausfluß usw.), töten direkt einzelne Schichten oder Zellen derselben ab, je nach dem Grade der Konzentration, nach der Stelle, Ausdehnung der Einwirkung und Vulnerabilität der Gewebe.

Zumeist sind aber die letzteren Schädigungen kaum, mit unseren jetzigen Hilfsmitteln oft gar nicht, oder erst später bemerkbar.

2. Tierische und pflanzliche Parasiten.

a) Tierische Parasiten[1]). Die tierischen Parasiten schädigen bei der Blutentnahme nicht nur mechanisch, sondern auch chemisch die Haut, indem sie alle giftige Stoffe in der durch sie gesetzten Wunde zurücklassen. Alteration, ja selbst Nekrose der verletzten Gewebe und Zellen ist die Folge der Giftwirkung.

b) Die pflanzlichen Parasiten. Diese wuchern zumeist in der Hornschicht der Epidermis, seltener gelangen sie in die Stachelschicht, einzelne dringen aber auch in das Bindegewebe ein; sie schädigen mechanisch, noch mehr aber durch die von ihnen erzeugten oder aus ihnen freiwerdenden toxischen Substanzen chemisch die Zellen und Gewebe.

3. Die Mikroorganismen.

a) Die Mikroorganismen, welche die Haut oder die angrenzenden Schleimhäute von außen direkt heftig oder langsam angreifen (z. B. Streptobazillen, die Rhinosklerombazillen, die Strahlenpilze usw.) und nur in der Haut, also lokal, und zwar entsprechend ihrer Art, in den verschiedenen Schichten derselben ihre Wirkung entfalten (lokale Infektion und Erkrankung).

---

[1]) Viele Insekten (Bienen, Wespen, Ameisen, Spinnen usw.) kommen nur zufällig mit der Haut in Berührung und greifen diese nur zur Verteidigung an, hinterlassen aber in der von ihnen gesetzten Wunde ebenfalls die zellenvergiftenden Stoffe.

b) **Mikroorganismen,** die von außen die Haut ebenfalls erst **direkt** angreifen, sich anfangs allein **dort** vermehren und so zuerst auch nur eine lokale Infektion und Erkrankung verursachen, die aber von dort aus in die Lymph- und Blutbahnen (**allgemeine Infektion und Erkrankung**) und mit dem Blute dann in einzelne Organe, also auch wieder in die Haut getragen werden (Metastasen), z. B. die Syphilisspirochäten, die Malleusbazillen, häufig die Anthraxbazillen, seltener die Tuberkelbazillen, die Staphylo- und Streptokokken, und vielleicht die Leprabazillen.

c) **Mikroorganismen,** welche unbemerkt, also durch nicht eruierbare Pforten in den Organismus dringen, die Blutbahn überschwemmen, um dann auf **hämatogenem** Wege in die verschiedensten Organe, also auch in die Haut verschleppt zu werden. Zu diesen Kleinlebewesen gehören auch einige der früheren Gruppe, ferner die Erreger der Variola, der Scarlatina, der Morbillen, der Varizellen, der Rubeola, der Vaccine, der septischen Erytheme, der sogen. infektiösen polymorphen Erytheme usw.

d) **Endlich Mikroorganismen,** die im Blute der **Schwangeren** zirkulieren und von dort aus auf **plazentarem** Wege in die Blutbahn des Embryo gelangen, von wo aus sie in dessen Organe, also auch in die Haut gelangen können.

Die auf dem Blutwege (durch die Kapillaren, kleineren Arterien, Vasa vasorum, durch letztere in die Gefäßwand)

in die Haut gelangten Bakterien und Bakteriengifte entfalten je nachdem, in welche Schichten sie kommen,
bald in der Papillar-, bald in der Retikularschicht, bald in
der Subkutis, bald gleichzeitig in allen diesen Schichten
ihre Wirkung. Die pathogenen und virulenten Bakterien,
mögen sie nun von außen oder von innen, also auf
dem Blutwege, oder auf dem Lymphwege in die Haut
gelangen, wirken hauptsächlich durch Gifte, also chemisch,
so daß bei einer jeden lokalen Infektion zugleich eine
durch Bakteriengifte verursachte Gewebsintoxikation
zustande kommt. Seltener wirken sie auch mechanisch, indem sie z. B. durch ihre Menge die Gefäße
verstopfen.

Von diesen Bakteriengiften sind einige schon hergestellt
worden und gut bekannt, andere hingegen sind nur durch
ihre Wirkungsweise erkennbar. Diese Gifte sind:

A. Die spezifischen Gifte: a) Für jede Bakterienart
charakteristische und eben allein durch diese Bakterien
ausgeschiedene Gifte: die wahren oder Bakterientoxine.

b) Giftige eiweißartige Stoffe, „Bakterienproteine“-
Endotoxine, welche zum Bakterienkörper gehören und
auf den lebenden Organismus, wie fremde sehr giftige
Eiweißstoffe wirken.

B. Jene giftigen Stoffe, welche eventuell unter
Einwirkung der Bakterien von den angegriffenen Geweben,
z. B. aus deren Eiweiß, gebildet werden und ebenfalls
giftig wirken; sie können zu den sogenannten Auto-

intoxikationen führen. Das sind die Ptomaine und andere Eiweißderivate.

Alle diese Gifte, und zwar sowohl einzeln, als auch zusammen, alterieren in verschiedenem Grade und mit verschiedener Schnelligkeit die Zellen der Schichten oder Gebilde (Gefäße, Nerven) der Haut und führen zu deren Degeneration (hydropische, albuminöse, fettige Degeneration); ja sie können sogar entsprechend ihrer größeren Menge und Konzentration und entsprechend der erhöhten Vulnerabilität der Haut die rasche Mortifikation sämtlicher Hautschichten herbeiführen (z. B. die Gifte des Staphylokokkus, des Anthraxbazillus, des Diphtheriebazillus usw.). Zumeist verursachen sie aber nur geringe, nur mikroskopisch oder im Anfang auch gar nicht wahrnehmbare Alteration der angegriffenen Zellen. Dies ist zumeist bei Einwirkung derjenigen Mikroorganismen der Fall, welche die sogenannten chronischen Gewebsintoxikationen verursachen. Diese alterieren nämlich zumeist sehr langsam, in kaum oder gar nicht wahrnehmbarer Weise das Protoplasma der Zellen, mögen sie nun von außen oder hämatogen in die Haut gelangt sein.

4. Von der Blutbahn aus wirkende giftige Stoffe.

a) Innerlich gegebene Arzneistoffe, wie Jod, Brom, Arsen, Chinin und fast alle antineuralgischen Mittel usw. Alle diese, ebenso wie die Bakteriengifte, können, wenn sie auf hämatogenem Wege in die verschiedenen Schichten der Haut und Schleimhaut gelangen, daselbst unter gewissen Umständen Gewebsschädigungen verursachen.

b) **Nahrungsstoffe** und zwar sowohl tierische (z. B. Fische, Crustaceae usw.) als auch pflanzliche (z. B. Erdbeeren usw.) können durch die in ihnen enthaltenen giftigen Stoffe, welche auf dem Blutwege in die Haut gelangen, deren Zellen schädigen.

c) **Die autogenen, im Organismus selbst gebildeten Gifte**, so die bei Diabetes, Gicht, Urämie, bei Uterinleiden und Gravidität, bei der Addisonschen Krankheit usw. oder unter bisher unbekannten Umständen gebildeten, in die Blutbahn gelangten und von dort in die Haut gekommenen Gifte, welche daselbst wie die übrigen wirken.

II. Vorlesung.

Disposition, Konstitution, Idiosynkrasie.

Widerstand der Haut gegen äußere physikalische und chemische Schädlichkeiten geringeren Grades. Widerstandsunfähigkeit der Haut gegen komplexe Schädlichkeiten. Bedingungen der lokalen Infektion und Erkrankung. Ursachen der Vulnerabilität der Haut. Veränderter Chemismus der Haut. Krase; Diathese. Idiosynkrasie gegen äußere physikalische und chemische Einwirkungen. Erhöhte Disposition gegen von außen einwirkende Mikroorganismen. Der Kampf des Organismus gegen in die Blutbahn gelangte Schädlichkeiten. Idiosynkrasie gegen hämatogene reaktive Stoffe.

Disposition, Konstitution, Idiosynkrasie.

Den im vorhergehenden aufgezählten Schädlichkeiten steht der Organismus nicht ganz wehrlos gegenüber, sodaß sie ihn nicht so leicht schädigen können. Ja selbst bei Einwirkung eines äußeren Traumas versagen diese Verteidigungsvorrichtungen nur bei denen höheren Grades, während geringere die Haut der meisten Menschen, ohne Schaden zu nehmen, gut verträgt.

Schon die intakte, mit Talg, Epidermis- und Schweißfett gut durchtränkte Hornschicht widersteht vielfachen physikalischen und chemischen Schädlichkeiten geringeren Grades[1]); so widersteht die intakte Hornschicht, ja sogar die ganze Epidermis den mechanischen Einwirkungen geringeren Grades, z. B. dem Kratzen; Erosionen, Exkoriationen entstehen zumeist an schon veränderten, ödematösen, entzündeten Hautstellen. Das Keratin widersteht bis zu einem gewissen Grade den zersetzenden und nekrotisierenden Einwirkungen vieler chemischer Stoffe. Die intakte Hornschicht erschwert vielen von außen auf die Haut gelangten Spalt- uud Schimmelpilzen die Entfaltung einer pathogenen Tätigkeit. Wir wissen, daß auf der menschlichen Epidermis enorme Mengen pathogener Mikroorganismen leben, ohne in den Geweben Schaden zu verursachen. Nicht flüchtige, in Gasform nicht übergehende chemische Stoffe, gelangen zumeist nur in Fette lösendem Alkohol, Äther, Chloroform verflüssigt zu den lebenden Zellen.

Aber selbst diese lebenden Zellen besitzen je nach ihrer Art und Individualität eine verschieden starke, aber im allgemeinen genügend große Widerstandsfähigkeit gegenüber schwachen Einwirkungen von außen.

Viele Gifte werden von den Zellen selbst durch Gegengifte gebunden, entgiftet und paralysiert. Außer

---

[1]) Aufhebung oder beträchtliche Verringerung der Talg- und Schweißsekretion führt zur Austrocknung und Brüchigkeit der Hornschicht, welche infolgedessen weniger widerstandsfähig wird.

den lebenden Zellen spielt auch das diese umspülende Blutserum eine Rolle.

Die gutentwickelten Pigmentzellen der Kutis und Epidermis widersetzen sich gewissermaßen den schädigenden Sonnenstrahlen (Pigment der Bewohner heißer Zonen); die schwachpigmentierte oder pigmentlose, leukopathische, vitiliginöse Haut hingegen erleidet eher eine Schädigung.

Die Haut verträgt dagegen oft nicht mehrmals sich wiederholende oder komplexe Schädlichkeiten, mögen diese letzteren sie nun auf einmal oder nacheinander treffen. Solche komplexe Schädlichkeiten treffen z. B. die Schenkelfalten oder Afterkerbe beleibter, stark transpirierender Erwachsener, wo die ohnehin schon dünne schützende Hornschicht von Schweiß durchtränkt und mazeriert wird, und sowohl der Schweiß, als auch die Zersetzungsprodukte des Sebum auf die lebenden Zellen einwirken, wo sich Schimmel- oder Spaltpilze auf der mazerierten Hornschicht ansiedeln, oder letztere eventuell abgerieben wird. Der abundante und stagnierende Schweiß überhaupt setzt die Widerstandsfähigkeit der Hornschicht sehr herab. Wir sehen dies bei Erkrankungen der Handfläche und in weit höherem Maße noch an den Fußsohlen bei stark schwitzenden Leuten. Bei Säuglingen mazeriert der wiederholt einwirkende Harn und Kot die Hornschicht und macht sie zum Schutz ungeeignet.

So schaffen sehr häufig komplexe Schädlichkeiten die sogenannten loci minoris resistentiae. An den Unterschenkeln von Leuten, die in ihrem Berufe viel stehen müssen, sind z. B. zuerst schlechtere Blut- und Lymphzirkulationsverhältnisse, Blutstauung und Venenerweiterung, Spannung und Dehnung der Haut vorhanden: wenn dann auf dieses Hautgebiet mechanische Läsionen einwirken, wird die Hornschicht beschädigt und es gelangen dann chemische Stoffe: Schweiß, Salben usw. in tiefere Schichten und schädigen auch diese, oder es siedeln sich banale Bakterien in den tieferen Schichten an usw., worauf intensive Epithel- und Kutisschädigungen erfolgen. Ähnliche Verhältnisse walten auch in der Analgegend im Gefolge der nodi haemorrhoidales ob. Komplexe Schädlichkeiten wirken auch bei den sogenannten seborrhoischen Entzündungen der behaarten Stellen und ihrer Umgebung ein: Seborrhoe, Fettanhäufung und Zersetzung, Irritation, eventuell auch Staphylokokkeninfektion. Desgleichen spielen bei vielen gewerblichen Hautschädigungen (Handarbeiter-, Bäcker-, Wäscherin-, Tischler-, Schriftsetzer- usw. Dermatitiden) mehrere Schädlichkeiten eine Rolle. Die Hornschicht wird nach und nach oder auch plötzlich durch irgendeinen hornlösenden Stoff oder durch ein Talg und Epidermisfett auslaugendes chemisches Mittel alteriert, defekt, und die Haut wird den eventuell schon seit Monaten und Jahren gut ertragenen chemischen Einwirkungen gegenüber schutzlos.

Die pathogenen Mikroorganismen können sich zumeist auch nur unter gewissen durch mehrere Momente geschaffenen, günstigen Bedingungen in der Haut festsetzen, vermehren und ihre Pathogenität entfalten. Die meisten pathogenen Mikroorganismen gelangen nämlich erst durch die geschädigte Hornschicht zu den lebenden Zellen der Haut, und selbst dann wird die lokale Infektion und Erkrankung sehr oft noch abhängen von der Virulenz[1]) und Menge der Mikroorganismen, von nachweisbaren lokalen Zirkulations- und Zellernährungsstörungen (vorangegangener Nekrose, Bluterguß usw. und dadurch bedingtem Aufhören des osmotischen Prozesses zwischen den Geweben) und vielfach von den die Widerstandskraft der Zellen schwächenden allgemeinen konstitutionellen Momenten, also von verminderter Widerstands- und ungenügender Schutzkraft.

Überhaupt schwächen innere Momente sehr die Widerstandsfähigkeit der Haut durch Umänderung des Chemismus ihrer Gewebe. So verändert bei Diabetes der in der Haut zirkulierende Zucker oder andere toxische Substanzen derart die chemische und physikalische Konstitution des Hautgewebes (dessen Zellen und Blutserum),

---

[1]) Nach Bail hängt die Virulenz von den Aggressinen der Bakterien ab, welche die Phagozyten von den Bakterien fernhalten und so die Infektion erleichtern, nach Levy (1906) sind auch die löslichen Stoffwechselprodukte der Bakterien aggressinartige Stoffe.

daß es den verschiedenen chemischen Substanzen, des weiteren besonders den Eiterkokken gegenüber fast gänzlich wehrlos wird. Ebenso vulnerabel wird die Haut infolge anderer, allgemeiner konstitutioneller Alterationen und Stoffwechselstörungen, wie z. B. Harnsäure-Diathese, Schilddrüsenerkrankungen usw., infolge von Autointoxikationen, die durch die verschiedensten Ursachen entstehen können, wie z. B. Lungen-, Magen-, Darm-, Nierenerkrankung und ungenügende Funktion, ferner durch Anämien, Kachexie oder infolge von Alkoholen und anderen Blutgiften (veränderter Chemismus des Hautgewebes).

In allen diesen Fällen sind die Ursachen der Vulnerabilität mehr oder weniger offenbar, und es ist vorauszusetzen, daß wir mit der Vervollkommnung unserer Untersuchungsmethoden, also durch exaktere Forschung in immer mehr Fällen die auf anatomischen, physikalischen, hauptsächlich aber auf chemischen Veränderungen beruhenden Ursachen der Vulnerabilität der Haut finden werden, und daß sich die Grundlagen der durch klinische Beobachtungen längst erkannten „eigentümlichen" oder „fehlerhaften" Konstitution, Krase oder Diathese, immer mehr und mehr klären werden, so auch das Wesen der sogenannten Idiosynkrasie.

Wir sehen nämlich bei zahlreichen Individuen schon nach Einwirkung sehr geringer, jedenfalls kleinerer als der im Durchschnitt gut vertragenen Dosen oder nach Einwirkung von minimalen äußeren Schädlichkeiten, ferner von Stoffen, die selbst die lädierte Haut (Epidermis, Bindegewebe, Nerven) gewöhnlich nicht merklich alterieren, je nach Individualität verschieden starke, aber stets größere Schädigungen eintreten, wie wir aus den hochgradigen reaktiven Erscheinungen folgern können. Bei diesen Individuen können wir, wenigstens mit unseren heutigen Hilfsmitteln, trotz sehr eingehender physikalischer, chemischer, mikroskopischer usw. Untersuchungen weder in den Organen, noch im Blute oder in den Se- und Exkreten, irgendwelche Abnormität, noch eine allgemeine Intoxikation oder Stoffwechselanomalie, noch eigentümliche oder fehlerhafte Konstitution, also keine die Haut von „innen" her umbildende „prädisponierende" und ihre Widerstandsfähigkeit herabsetzende Momente entdecken. In diesen Fällen helfen wir uns jetzt so, daß wir bei den Betreffenden von einer gegenüber gewissen Schädlichkeiten vorhandene „Idiosynkrasie", also von einer speziellen Eigenschaft der ganzen Haut oder nur einzelner Partien derselben, sprechen.

Früher hat man sich diese individuelle Eigenschaft zu erklären versucht durch erhöhte Irritabilität des Nervensystems, tatsächlich kennen wir deren Ursache nicht. Aber ich bin fest davon überzeugt, daß wir in der Zukunft durch exaktere Untersuchungen und Untersuchungsmethoden auch hier der Erkenntnis näher rücken werden. Vielleicht gelingt es uns dann das eine oder andere Mal,

diese in den mit atmosphärischen (Temperatur-, Feuchtig-
keit-, Licht-) Schwankungen, oder in den mit Veränderungen der Muskel- und Nervenarbeit oder innerer Sekre-
tion zusammenhängenden Stoffwechselveränderungen, und
demzufolge also wieder im veränderten Chemismus der
Gewebe zu erkennen. Einstweilen ist auch schon die
Kenntnis dieser eigentümlichen Individualität allein
sehr wichtig.

Wir beobachten die Idiosynkrasie zumeist nach äußeren chemischen (aber auch nach physikalischen) Einwirkungen. Die überempfindliche Haut reagiert darauf in
Form entzündlicher Erscheinungen, der sogenannten ex-
ternen Toxikodermie. Die verschiedensten Chemi-
kalien, welche als Heilmittel auf die Haut gebracht
werden (Hg, Jodoform, Karbol, Pyrogallol, Teer usw.),
oder welche infolge eines Gewerbes mit der Haut in
Berührung gelangen (Kalk, Terpentin, Farben, Soda usw.),
oder welche als Toilettemittel dienen (Mundwasser,
Seifen, Haar- und Bartpomaden und Färbemittel usw.), ja
selbst die sogenannten indifferenten Stoffe (wie Wasser,
Fette) verursachen bereits Schädigungen der Haut und
ziehen Entzündungserscheinungen nach sich. Diese Idiosynkrasie zeigt sich zumeist gegen einen einzigen oder
gegen eine Gruppe verwandter Stoffe, seltener ist sie allgemein, d. i. gegen zahlreiche oder mehrere Stoffe vorhanden. Sie kann dann ererbt, angeboren oder akquiriert,
permanent oder temporär sein, nach der ersten oder

erst nach wiederholten Einwirkungen sich melden, zu-
oder abnehmen.[1])

Die angeborene Idiosynkrasie gegen kalorische
und aktinische Einwirkungen sehen wir bei manchen
Individuen in der Tatsache, daß ihre Haut äußerst leicht
durch Sonnenlicht, X-Strahlen, mäßig niedrige Temperaturen geschädigt wird. (Die durch Sonnenstrahlen
[ultraviolette, rote und ultrarote Strahlen] verursachten
Sonnenbrände, die habituellen sommerlichen vesikulösen
Dermatitiden, die Sommerprurigo, Hydroa vacciniformis,
die durch mäßige Kälte verursachten habituellen, familiären
Pernionen, die durch geringe Dosen von X-Strahlen entstehenden Dermatitiden usw.)

Die angeborene Idiosynkrasie gegen mechanische
Insulte äußert sich in der Epidermolysis hereditaria bullosa
et cicatricans, in der familiären leichten Zerreißbarkeit der
Hautgefäße (familiäre Hauthämophilie) und in der heredi-
tären und familiären (?) Urticaria factitia.

Endlich existiert auch eine erhöhte Disposition
gegen die von außen einwirkenden Mikroorganismen
oder ein gänzliches Fehlen der Immunität.

Auch die von innen, also durch die Blutbahn (hämatogen) in die Haut gelangenden Schädlichkeiten verur-

---

[1]) Jadassohn unterscheidet zwischen Überempfindlichkeit, spezifischer Überempfindlichkeit und Idiosynkrasie. S. darüber ausführlicher Jadassohn: Toxikodermien.
Deutsche Klinik 1902.

sachen daselbst nicht immer Schädigungen. Wir wissen nämlich, daß die von außen direkt, oder indirekt durch die Lymphbahnen, in das Blut gedrungenen Mikroorganismen, Bakterien — und andere Gifte, des weiteren die als Medikamente oder Nahrung eingenommenen oder im Organismus selbst gebildeten fremden reaktiven Stoffe durch die Blutzirkulation in die verschiedensten Organe getragen werden, und daß sie durch verschiedene Prozesse unschädlich gemacht werden können, nämlich: 1. durch Verdünnung im Blute, 2. durch Eliminierung mittels der Nieren, Lungen, Haut-, Mund-, Brust-, Magen- und Darmdrüsen, 3. durch Fixation (in der Leber, Milz und Nervensystem, in den Leukozyten), 4. durch Entgiftung (Paarung und Neutralisation, Oxydation und Reduktion), oder 5. durch andere unbekannte eigentümliche Umwandlung, oder endlich 6. durch Paralysierung im Blute und in der Gewebsflüssigkeit, in der Lymphe durch Gegengifte (der Organismus immunisiert sich). Wir wissen aber auch, daß in gewissen Fällen die Schutzkräfte des Organismus nicht ausreichen, und daß durch diese reaktiven Stoffe Schädigungen einzelner Organe — auch der Haut — auftreten können, deren nähere Ursachen wir nicht kennen, von denen wir aber annehmen, daß sie nur dann Läsionen verursachen, wenn mehrere Momente konkurrieren: 1. die Anhäufung der betreffenden Stoffe in den Organen oder in Teilen derselben; 2. spezielle Einrichtung der Gefäße

(Kapillaren mit wenig energischen und vorübergehend stockendem Blutstrom) dieser Organe; 3. die speziellen Eigenschaften, die unzulängliche Widerstandsfähigkeit der Elemente dieser Organe. Bezüglich der letzteren nehmen wir an, daß sie in erhöhter Vulnerabilität besteht, beruhend auf physikalischen (leichtere Löslichkeit), noch mehr auf chemischen (Affinität usw.) Veränderungen der Elemente.

Ja wir müssen bei gewissen Individuen auch gegen hämatogene reaktive Stoffe eine derart erhöhte Vulnerabilität der Haut annehmen, daß wir auch hier von einer wahren Idiosynkrasie sprechen können. So wissen wir, daß viele Menschen die zu Heilzwecken eingenommenen normalen Dosen der Antipyretika, Antirheumatika, Balsamika, halogenen Salze usw. oder die unter die Haut gespritzten chemischen Stoffe, Sera, Bakterienprodukte vertragen, ohne daß ihr Organismus oder ihre Organe Schaden nehmen, wogegen einzelne manchmal schon nach kleineren, ja selbst sehr kleinen Dosen sehr große Schädigungen erleiden. Dasselbe beobachten wir bei manchen Individuen nach Genuß von gewissen, Gifte enthaltenden Nahrungsmitteln (Muscheln, Fische, Honig, Erdbeeren usw.) oder endlich im Gefolge von normalen und pathologischen Stoffwechselprodukten, die im Blute zirkulieren oder im Organismus selbst gebildet werden, eventuell im Gefolge von Bakteriengiften. Auch diese Idiosynkrasie kann ererbt oder akquiriert, permanent oder temporär sein und nach der ersten oder wiederholten Einwirkung eintreten, zu- oder abnehmen.

Die durch die Blutbahn in die Haut gelangten Mikroorganismen und fremde reaktive Stoffe verursachen in Fällen von lokaler Anhäufung in den zuführenden Gefäßendigungen und in den diese umgebenden Geweben[1]) eben solche Schädigungen, als die von außen dahingelangten, i. e.: Nekrose, Nekrobiose, Degeneration oder nur Alteration der Zellen, welche dann die lokalen entzündlichen Erscheinungen nach sich ziehen. Diese entzündlichen Erscheinungen bilden die Gruppe der „hämatogenen infektiösen und toxischen Exantheme".

---

[1]) Es wäre wichtig, auf experimentellem Wege zu ermitteln, wo der erste Angriff der Zellen und der Haut stattfindet, ob in den Gefäßen selbst oder außerhalb der Gefäße im Bindegewebe. — Nach mehreren Zeichen zu urteilen, können sowohl die Bakterien als auch die löslichen reaktiven Stoffe aus den Gefäßen herausgelangen und das die Gefäße umgebende Bindegewebe primär angreifen.

III. Vorlesung.

Die Entzündung. Die akute Entzündung.

Kongestive Hyperämie; Exsudation; Emigration; Chemotaxis. Phagozytose; Mikrophagen. Eiterung und Histolyse; Abszeß. Zellproliferation und Regeneration. Regeneration des Epithels. Regeneration des Bindegewebes. Leukozytoide-Polyblasten. Makrophagen. Hämosiderinbildung. Narbenbildung. Resorption.

Die Entzündung.

Die Schädigungen der Haut, wie die eines jeden Organes, bestehen also in Nekrose, Degeneration, resp. Nekrobiose, eventuell nur in geringer Veränderung der chemischen oder physikalischen Struktur einzelner Zellen oder Zellgruppen. Dieselben treten aber eben deshalb sehr oft entweder gar nicht oder erst später in bemerkbarer Weise hervor, wenn nämlich von seiten des Organismus der lokale Abwehr- und Ergänzungsprozeß im Gange ist. Denn der Organismus ist nicht nur mit präventiven Mitteln versehen, sondern er besitzt auch im Falle seiner Beschädigung phylogenetisch erworbene, also inhärente Fähigkeiten, mit deren Hilfe er einerseits die Schädlichkeiten zu lokalisieren, zu vermindern und

dann zu vernichten, andererseits die durch die Schädlichkeiten verursachten Läsionen nach Möglichkeit zu ersetzen,
zu heilen imstande ist. Dieser Abwehr- und Re-
generations-Prozeß ist der Intensität der einwirkenden
Schädlichkeit und der Schädigung angemessen, gewöhnlich
nach einfachen und geringen Einwirkungen unansehnlich
und einfacher, nach größerer und zusammengesetzter
mächtiger, zeigt aber stets einen komplizierten
Mechanismus und ist aus einer ganzen Reihe von Erscheinungen zusammengesetzt. Der ganze Prozeß wird
von altersher allgemein Entzündung genannt. Die
Entzündung läuft dann gemäß einer heftigen, aber kurz
dauernden oder gelinderen aber andauernden Einwirkung
rascher (akute Entzündung) oder langsamer (chronische Entzündung) ab. Die Entzündung entsteht also
nach jeder lokalen Gewebsschädigung, welche einen Ersatz
erheischt, und die, wie wir bemerkten, so minimal sein
kann, daß sie selbst durch das Mikroskop nicht entdeckt
werden kann. Sie schließt sich also in gleicher Weise,
aber in verschiedenem, manchmal kaum merklichem Grade
sowohl den mit unbewaffnetem Auge wahrnehmbaren,
die ganze Dicke der Haut treffenden, als auch den auf
nur einige Zellen oder Zellengruppen beschränkten Nekrosen an, mögen diese durch äußere (chemische oder physikalische) oder innere auf dem Blutwege in die Haut gelangte (chemische, bakteriochemische usw.) einfache oder
komplexe Schädlichkeiten hervorgerufen sein.

Die akute Entzündung.

Die im Gefolge der jäh einwirkenden Schädlichkeiten auftretenden entzündlichen· Erscheinungen nehmen stets folgenden Gang. Zuerst erweitern sich die um die angegriffene Stelle befindlichen kleinen Arterien, dann die Venen und in geringerem Grade auch die Kapillaren, und zwar in verschiedener Zeit, je nach der Heftigkeit und dem Grade der Einwirkung und Ausbreitung; dabei strömt das Blut rascher durch dieselben (kongestive Hyperämie). Bald darauf verlangsamt sich der Blutstrom (und zwar noch mehr als gewöhnlich), und die Wand der erweiterten Venen und Kapillaren wird durchlässiger, eine größere Menge Serum mit höherem Eiweißgehalt als die Lymphe, fast mit demselben Eiweißgehalt wie das Blutserum und zumeist reich an fibrinogenen Stoffen wird durchfiltriert (seröse Exsudation).

Die ausgetretene Flüssigkeit strömt stets der beschädigten Stelle zu, erweitert deren Lymphspalten, durchdringt die Zellen und deren Zwischensubstanz, stagniert infolge des fehlenden Druckes von seiten der in primärer Weise alterierten und ihrer Elastizität beraubten Zwischenzellensubstanz (daher die Schwellung dieser Stelle), und führt dort mit Stoffen, die Fibrinfermente (Enzyme) enthalten (hauptsächlich mit abgestorbenen Gewebe- und

weißen Blutzellen und deren Fragmenten), zur **Fibringerinnung**. Das geronnene Fibrin kann dann je nach
der Menge und Lokalisation des Exsudates die Bindegewebsspalten, in der Haut und Schleimhaut z. B. die
Interzellularräume ausfüllen, oder die des Epithels resp.
der Hornschicht beraubten Gebiete (Wundflächen) überziehen und so alle beschädigten oder abgestorbenen Gewebe einbetten (**sero-fibrinöses Exsudat**), ja mit ihnen
eventuell eine homogene Masse bilden.

Gleichzeitig mit der Stromverlangsamung gelangen
mehr **Leukozyten** in die **Kapillaren**, die plasmatische
Randzone verschwindet, und an ihrer Stelle häufen sich
massenhaft Leukozyten an, von denen ein je nach der
Art der Schädlichkeit und Natur der Schädigung verschieden großer Teil, dem flüssigen Exsudate gleich,
alsbald **durch die erweiterten Kittleisten der Endothelzellen die Gefäße verläßt** (**Diapedese** und **Zellemigration**). Häufig gelangen auch rote Blutkörperchen
in die Randzone, ja sie treten auch in geringer, manchmal sogar in sehr großer Zahl, ebenso wie die weißen
Blutzellen in das umgebende Gewebe aus (**hämorrhagisches Exsudat**).

Die emigrierten weißen Blutzellen, und zwar zumeist
die **polymorphkernigen**[1]), die sogenannten „**Eiter-**

---

[1]) Bei sehr vielen akuten Entzündungen wandern gleichzeitig auch mononukleäre **Leukozyten** (Lymphozyten) aus,
gewiß auch in der der Schädlichkeit und der Natur der Schädi-

zellen“, kriechen dann von der Schädlichkeit oder von dem beschädigten Gewebe angelockt mit Hilfe ihrer klebrigen Protoplasmafortsätze in amöboider Bewegung aktiv weiter in den durch das flüssige Exsudat schon erweiterten Lücken und Spalten des die Gefäße umgebenden Bindegewebes, dem Sitze der Schädlichkeit, resp. der Schädigung zu (positive Chemotaxis, Pfeffer, Leukozytotaxis). So gelangen sie auch in die Lücken gefäßloser Gewebe, in die Kornea aus den Limbusgefäßen, in die Epidermis aus den Papillargefäßen (serozelluläres Exsudat).

Gewisse chemische Substanzen, die Zerfalls- und Abbauprodukte organisierter Körper, sowie das Fibrin und (nach Leber und Buchner) gewisse Bakterien, resp. deren Stoffwechselprodukte und Proteine, wirken nämlich chemotaktisch auf die weißen Blutzellen.

Von der chemotaktischen Kraft dieser in letzter Linie chemischen Stoffe hängt der Grad der Emigration ab. Daher sehen wir massenhafte Emigration, Anhäufung weißer Blutzellen (Eiterung, eitriges Exsudat) unter natürlichen Verhältnissen fast ausschließlich nach Einwirkungen der durch Bakteriengifte gebildeten Schädlichkeiten, und zwar schon einige Stunden (4—8 Stunden) nach der Einwirkung und so lange,

gung entsprechenden Zahl, um bei Andauern der Entzündung sich noch zu vermehren (siehe die chronische Entzündung).

wie die Schädlichkeit wirkt. In diesen Fällen schmilzt das Gewebe selbst (z. B. das Bindegewebe), das durch die Schädlichkeit schon primär geschädigt wurde, sowie auch das eventuell gebildete Fibrin nach dem Eindringen der weißen Blutzellen und unter deren fermentativen und phagozytären Wirkung ein, denn die emigrierten Leukozyten verschlingen mit Hilfe ihrer taktilen Sensibilität die an der beschädigten Stelle aufgehäuften toten Zellbestandteile, in erster Linie aber die Bakterien (die letzteren schon einige Stunden nach ihrem Erscheinen). (Mikrophagen, Metschnikoff.) Das Gewebe wird verflüssigt (Histolyse, Leber), und so entstehen kleinere und größere mit Eiter gefüllte Hohl-räume im Bindegewebe (Abszesse), deren Inhalt zum größten Teile durch lebende oder abgestorbene polymorph-kernige weiße Blutzellen (Eiterzellen) gebildet wird.

Fast gleichzeitig mit der serösen Exsudation und Zellemigration, oder kaum einige Stunden danach, mit derselben Schritt haltend, beginnt die zumeist dem Grade der Schädigung proportionale Vermehrung der in der Nachbarschaft des beschädigten Gewebes befind-lichen intakten Zellen (sowohl der bindegewebigen, als der epithelialen), welche die zugrunde gegangenen oder lädierten Zellen zu ersetzen und neues Gewebe zu bilden berufen sind (Gewebsneubildung).[1]

---

[1] Wir wissen nicht genau, was die proliferative Tätig-keit der Zellen in der Umgebung der beschädigten Stelle aus-

Wir sehen in gleicher Weise die regenerative Zell-proliferation, ob es sich nur um Alteration der Epithelien oder nur der Bindegewebszellen oder auch beider handelt. Natürlich ist der regenerative Prozeß einfacher, wenn nur das Epithel oder nur sehr wenig Bindegewebe, und komplizierter, wenn das letztere massenhaft beschädigt oder vernichtet wurde.

Am vollkommensten, einfachsten und raschesten werden die akut entstandenen Epithelverluste ersetzt. Bei akuten Epithelwunden beginnt schon eine Stunde nach der Schädigung die Regeneration. Die in der Umgebung der abgestorbenen, oder alterierten Zellen befindlichen tieferen intakten Stachelzellen vermehren und vergrößern sich (Mitosen sind nur an den tiefsten basalen Zellen zu sehen), wachsen in die Masse des Exsudates und der beschädigten Zellen, resp. des Fibrins ein, und im Verhältnis des Verschwindens dieser Masse füllen sie die durch die Schädigung verursachte Lücke aus. Kleinere Epithelverluste werden in Stunden, größere in längerer Zeit ersetzt.

---

löst. Nach Weigert soll hier der Wegfall von Gewebsbestandteilen, nach Marchand (1901) die Hyperämie (Ernährungssteigerung), die (entzündliche) höhere Temperatur, die taktile Sensibilität (speziell der Epithelzellen), chemotaktische Stoffe (abgestorbene oder absterbende Leukozyten, oder andere organische Stoffe, in erster Reihe Fibrin) eine wichtige Rolle spielen. Chemotaktische Stoffe lösen auch die Proliferation der Gefäßzellen aus und schreiben die Richtung der neuen Gefäßentwicklung vor.

Bei Bindegewebsschädigungen geht der Ersatz, wie folgt, vor sich: Die unversehrt gebliebenen Spindelzellen vergrößern sich unter der Einwirkung der reichlicheren Nährflüssigkeit, schicken Fortsätze aus und vermehren sich durch Mitose, zumeist im Verhältnis zur Schädigung. Die proliferierenden jungen Bindegewebszellen (Fibroblasten) sind imstande mittels amöboider Bewegung zu wandern, Gewebslücken, abgestorbene Zellmassen, Fibrin zu durchdringen, und (zwar in geringerem Maße, als die gleich zu erwähnenden eigentlichen Makrophagen) Zellbestandteile, ja die Leukozyten selbst zu verschlingen. Bei stark einwirkenden Schädlichkeiten proliferieren gleichzeitig auch die Blut- und Lymphgefäß- und Lymphspalten-Endothelzellen.

Der Ersatz der akuten und sichtbaren Bindegewebsschädigungen höheren Grades ist auch schon wegen der Vielfältigkeit und Verschiedenheit des Gewebes (Bindegewebe, Gefäße, Muskeln usw.) komplizierter. Das neuentstandene eigentümliche Gewebe, welches durch Bindegewebszellen (Fibroblasten) und durch Polyblasten gebildet wird, nennen wir gewöhnlich Granulationsgewebe (s. weiter unten).

Das Prototyp der Restitutionsweise des größeren Bindegewebsverlustes ist der Ersatz des durch mechanische Einwirkungen verursachten Bindegewebsverlustes. Wenn bei letzterem eine klaffende Kontinuitätstrennung zustande kommt, wird die Lücke erst mit fremdem Material, mit nekrotischem Gewebe, Blutgerinnsel ausgefüllt; das neugebildete Gewebe (Granulations- und Narbengewebe) ersetzt nur langsam, nach Entfernung und Eliminierung der pathologischen Elemente den Bindegewebsverlust. Dann erst kommt der neue Epithelüberzug.

Bei allen größeren, hauptsächlich aber bei den auf infektiöse Schädigungen folgenden, sich lange hinziehenden regenerativen Prozessen erscheinen am Schauplatz, außer den sicher von Bindegewebszellen abstammenden Elementen, und außer den bei den infektiösen Entzündungen besonders in die oberen Schichten des Granulationsgewebes in großer Zahl emigrierten, zumeist polymorphkernigen weißen Blutzellen auch Zellen „fraglichen" Ursprunges. Sie stammen entweder aus den Gefäßen (Marschalkó), oder aus den Adventitialzellen (Marchand), aus dem Bindegewebe (Unna und seine Schule), oder aus präformierten lymphoiden Herden(?) (Ribbert), aller Wahrscheinlichkeit nach aber auch zum größten Teile aus dem Blute [Maximow (1902), Helly (1905), Krompecher usw]. Es sind sehr lebensfähige Zellen mit progressiver Umwandlungsfähigkeit(?), und zwar treten sie bei infektiven Entzündungen in sehr großer Zahl auf als die sogenannten „Plasmazellen" „Lymphozyten" „einkernige Leukozyten" „Rundoder embryonale Zellen" und manchmal noch gleichzeitig mit den sogenannten Mastzellen (Ehrlich). Alle zusammen werden (nach Marchand) Leukozytoide oder (nach Maximow) Polyblasten genannt; sie können sich zu großen amöboiden Wanderzellen umbilden und zum Teil energische Eiterphagozyten werden (Metschnikoff, Maximow); dies sind die eigentlichen Makrophagen. Sie werden während der ganzen Heilung, ja sogar während der Vernarbung durch Emigration anderer abgelöst.

Bei größeren Bindegewebsverlusten geht gleichzeitig mit der Proliferation der Bindegewebszellen auch die Bildung neuer Gefäße einher. Es wachsen nämlich aus den Wänden der in der Nähe der beschädigten Stelle vorhandenen Kapillaren Endothelsprossen heraus, senken sich in die Massen der Fibroblasten und Leukozytoiden ein und bilden durch Anastomosen im neuen Bindegewebe ein feines Gefäßnetz.

Das neue Bindegewebe, in dieser Weise mit feinen Gefäßen durchwoben, hebt sich in Gestalt kleiner roter Granula von der Basis der Wundfläche ab. (Daher die Benennung „Granulationsgewebe".)

Eiternde Herde werden stets von solchem Granulationsgewebe umgeben und werden dann durch Eindringen des letzteren in immer kleinere Herde abgeteilt. Die so eingeschlossenen polymorphkernigen (Eiter-) Leukozyten werden nach Entfaltung ihrer fermentativen und phagozytären Wirksamkeit teilweise in abgestorbenem und fettig degeneriertem, vakuolisiertem und zerfallenem, teilweise in lebendem Zustande verschlungen, und zwar teils durch die infolge ihrer Zersetzung angelockten Fibroblasten, zum größten Teile aber durch die gleichfalls angelockten Eiterphagozyten, und werden von diesen resorbiert; liegt der Eiterherd nahe zur Oberfläche, so ergießt sich der größere Teil auf die Oberfläche und trocknet ein, und nur der geringere Teil wird resorbiert.

Das Schicksal der in größerer Menge per diapedesin ausgetretenen roten Blutkörperchen ist dasselbe, wie das der durch Rhexis aus den Blutgefäßen hinausgelangenden. Ein Teil der Blutkörperchen wird sehr bald nach Aufhören der schädlichen Einwirkung durch die nachbarlichen Lymphgefäße und Lymphdrüsen resorbiert, ein anderer Teil wird von Leukozyten und Bindegewebszellen aufgenommen und in diesen zu Pigmentkörnern umgebildet, welche nach J. Arnold (Virchows Archiv 1907, Bd. 190) als in siderofere Granula umgewandelte Plasmosomen anzusehen sind, während der dritte, größte Teil in situ einer chemischen und morphologischen Umwandlung verfällt. Ihr Hämoglobin wird nämlich durch die sie umspülende Gewebsflüssigkeit ausgelaugt, wodurch die Blutscheiben farblos werden, das umgebende Gewebe hingegen diffus rötlich gefärbt wird. Während nun die entfärbten Blutkörperchen nach mehrfacher Umwandlung schrumpfen und endgültig verschwinden, wird das in die Zellen hineingelangte gelöste Hämoglobin wieder zu sideroferen Körnern, zu Hämosiderin.

Bald darauf verfallen die die Pigmentkörner einschließenden Zellen einer fettigen Degeneration, lösen sich auf, und die gelblichbraunen Pigmentkörner liegen frei (extrazellulär)[1]) in den Gewebslücken umher und können daselbst als Hyperpigmentation auch nach Wochen und Monaten, ja selbst nach Jahren wenigstens mikroskopisch nachgewiesen werden.

Schon während der Proliferation der Bindegewebszellen beginnt die Bildung des neuen fibrillären Zwischengewebes, und die Rückbildung der die Fibrillen erzeugenden fixen Zellen zu spindelförmigen Zellen mit länglichen Kernen. Zwischen den Bündeln des neuen Bindegewebes nehmen dann die (wenigstens nach unserem heutigen Wissen) Fibrillen nicht bildenden Leukozytoiden oder Polyblasten Platz, um dann später, wenigstens teilweise, wieder von dort zu verschwinden. Ob die proliferierenden Endothelzellen Fibrillen zu bilden vermögen, ist noch fraglich.

Die Zellen und Gefäße des Granulationsgewebes werden dann im Verhältnis zur Bildung des fibrillären Zwischengewebes auseinander gedrängt, sodaß das ganze Bindegewebe wieder zu gefäß- und zellenärmerem Gewebe (jungem Narbengewebe) wird. Mit der allmählichen Rückkehr der fixen Zellen zum normalen Volumen, mit der vollkommenen Ausbildung der kolla-

---

[1]) Das Melanin liegt stets intrazellulär (Ehrmann).

genen Fibrillen und mit dem gänzlichen Ersatz des Bindegewebsverlustes werden die neugebildeten Gefäße zum
größten Teil durch die zu Bündeln umgewandelten Fibrillen
zusammengedrückt und versiegen, obliterieren, und nur
einzelne schon ausgebildete Zweige bleiben übrig, sodaß
das ganze Gewebe an Gefäßen und Zellen noch ärmer
wird. Und da das neue Zwischengewebe immer mehr
und mehr zu Kontraktion neigt, wird das bis dahin ge-
schwollene Gewebe immer dichter, fester und schmäler
sein (altes Narbengewebe), sodaß es, je kleiner der Substanzverlust war, desto feiner und weniger merkbar wird.
Anstatt der zugrunde gegangenen elastischen Fasern
können sich mit der Zeit und in einem gewissen Umfang
auch neue bilden. Dem Ersatz des Bindegewebes folgt
die Regeneration des fehlenden Epithels von den intakten
Randepithelien auf dem Fuße, oder sie eilt auch jenem
voraus.

Der auf die Gewebsschädigungen folgende regenerative Prozeß ist also aus folgenden drei, mehr oder weniger
auch klinisch (makroskopisch), aber stets histologisch
wahrnehmbaren Erscheinungen zusammengesetzt:

1. Gefäßerweiterung und Exsudation.
2. Emigration.
3. Zellproliferation.

Bei jedem, noch so geringem Regenerationsprozesse
sind stets alle drei, je nach der Art oder je nach dem

äußeren oder hämatogenen Ursprung der Schädlichkeit und je nach der Schädigung, in verschiedenem
Grade vorhanden.

Sobald die Wirkung der gewebsschädigenden Ursache
aufhört, verringert sich die Gefäßerweiterung und
Temperatur (rubor et calor), hört die Exsudation auf,
und das schon ausgetretene Exsudat wird resorbiert, die
Anschwellung (tumor) verschwindet (Resorption). Wenn
die Schädlichkeit nur flüchtige und geringe Schädigung
verursachte, geht die Resorption rasch, kaum in Stunden
von statten; wenn hingegen die Schädlichkeit eine konstante oder ansteigende war, sich vermehrte und aus-
breitete, und so die Gewebsalteration größer, intensiver
oder kontinuierlicher war, wenn dadurch auch die schon zur
Reparation gebildeten Zellen fortwährend tangiert werden
und zugrunde gehen, so zieht sich der ganze Prozeß in
die Länge (Chronizität). Am raschesten wird das nach
vorübergehenden Einwirkungen und geringer Zellschädi-
gung oder Alteration entstandene, rein oder hauptsächlich
seröse, oder sero'-fibrinöse Exsudat, mit sehr wenig
weißen Blutzellen, resorbiert; bei dem letzteren muß aber
schon eine Verflüssigung des Fibrins vorangehen. Die
Regeneration der beschädigten Zellen geht dann rasch und
sehr häufig unbemerkt von statten.

Das serös-eiterige Exsudat wird schon seltener und
schwer resorbiert. Wir haben aber gesehen, wie das nach
Absterben der Leukozyten zustande kommt. Ein Teil der

am Leben gebliebenen weißen Blutzellen gelangt dann in
die Lymphgefäße und von dort in die Lymphdrüsen,
ja ein Teil kann sogar wieder in die Blutbahn zurück-
gelangen. Die nach großen Gewebsschädigungen entstandenen Nekrosen müssen erst durch Dazwischenkunft
eines gewissen Zellmechanismus und Chemismus verflüssigt (Eiterung, Abszeßbildung) oder ganz von dem
lebenden Körper abgeschlossen (Demarkation) werden,
um im ersteren Falle nach außen entleert, im letzteren
abgestoßen und durch neues, sichtbares Gewebe ersetzt
werden zu können. Den Vorgang des ganzen Prozesses
haben wir oben eingehend beschrieben.

IV. Vorlesung.

Die chronische Entzündung. Die Funktionen der
Entzündung.

Kongestive Hyperämie und Exsudation. Emigration. Vorwiegen
der einkernigen Blutzellen. Proliferation der Bindegewebszellen.
Granulationsgewebsbildung. Unterschiede zwischen den einzelnen
granulomatösen Typen. Geschwürsbildung. Subepitheliale Vernarbung. Keloid- und Schwielenbildung bei subepithelialer Vernarbung. — Aufgabe und Rolle des Exsudates, der polymorphkernigen, der großen einkernigen Blutzellen, der Riesenzellen,
der Fibroblasten.

Die chronische Entzündung.

Viele Schädlichkeiten wirken zumeist langsam, aber
anhaltender auf die Gewebe ein. So wirkt z. B. das Gift
des Tuberkelbakteriums, der Spirochaete Luis, des Lepra-,
Malleus-, Rhinoskelerombazillus, des Aktinomyces-Pilzes,
des weiteren die Gifte der Erreger (?) des Lupus erythe-
matosus, der Mykosis fungoides, des Lichen planus, der
sogenannten Sarkoide, der Sklerodermie und der verschiedenen cicatrisierenden Dermatitiden [der Acrodermatitis
chr. cicatricans, der Anetodermie, des Lichen scléreux, des

Lichen albus, der white spot disease, der Pityriasis rubra
Hebra (?) und verwandter chronischer Dermatitiden] in
erster Linie und hauptsächlich auf das Bindgewebe.
Dagegen wirkt das Gift des Favuspilzes, der Erreger (?)
der Psoriasis, der exogenen artefic. chronischen Dermatitiden in erster Linie und hauptsächlich auf das Epithel.
Alle diese Erreger verursachen nur langsam die Schädigungen dieser Gewebe, und dem entsprechend stellt sich
auch der regenerative Prozeß schleichend ein, zieht sich
in die Länge und hat so einen chronischen Verlauf.

Nur dieser Unterschied unterscheidet diese entzündlichen Erscheinungen, welche sonst im Prinzip und im
Grunde genommen durch dieselben Gesetze geregelt werden, von jenen, die wir bei der akuten Entzündung beschrieben hatten.[1])

Die Gefäßerscheinungen sind dieselben, nur stellen
sie sich langsamer ein und sind geringeren Grades, oft
nur angedeutet als mäßige Gefäßerweiterung, geringe
Hyperämie und Durchlässigkeit für Serum und Leukozyten;
sie bestehen, entsprechend der andauernderen Einwirkung,
länger.

Daß dem so ist, bezeugt der Umstand, daß, sobald
diese gewöhnlich langsam einwirkenden Ursachen gelegentlich heftigere Wirkung entfalten, solche Gewebs-
veränderungen und klinische Erscheinungen konstatierbar

---

[1]) Bezüglich der „Granulome" s. auch A. Neisser, Handbuch
d. Hautkrankh. (Ziemssen) 1883. S. 555.

sind, welche von der akuten Entzündung kaum oder gar nicht unterschieden werden können. Umgekehrt entsteht, wenn sonst heftig einwirkende Schädlichkeiten gelegentlich langsamer und milder einwirken, das anatomische und klinische Bild der chronischen Entzündung.

So z. B. sehen wir oft genug nach Einwirkung[1] **massenhafter und virulenter Tuberkelbazillen** schon wenige Stunden nach der Infektion, also gleich im Anfang massenhafte Auswanderung polynukleärer Zellen, ja manchmal sogar beobachten wir nur akut entzündliche Erscheinungen,[2] deren Spezifizität nur durch **die Anwesenheit der Bakterien,** oder eventuell durch die von den Bakteriengiften verursachte **spezifische (käsige) Nekrose des Exsudates** dokumentiert wird; fehlt letztere oder tritt sie nicht genügend in Erscheinung oder können Bakterien nicht nachgewiesen werden, so können diese Erscheinungen von nicht spezifischen, einfach entzündlichen nicht unterschieden werden.

---

[1] cf. die experimentellen Resultate von Borrel (1893), Müller, Watanabe, Barbacci, Lewandowsky (1906), Buday (1906).

[2] Dies bezeugen zahlreiche klinische Beobachtungen; so z. B. das in 8—14 Tagen unter Schuppung schwindende, lebhaft hyperämische, serös-zellige Infiltrat in dem von Leichtenstern (1897) beschriebenen Fall akuter allgemeiner miliarer Hauttuberkulose, das serös-eitrige oder rein eitrige Exsudat bei der sogenannten Folliculitis und Akne scrophulosorum und Folliculitis ulcerosa (Lukasiewicz), bei der sogenannten Folliclis; das eitrige Exsudat bei zahlreichen akuteren Scrophulodermata.

Dasselbe sehen wir auch nach Einwirkung der Spirochäten in gewissen Perioden der Lues [einfache, flüchtige Hyperämien und Ödeme (Erythema urticatum sypiliticum), akutes serös-zelliges Exsudat beim varizelliformen Syphilid, beim Pemphigoid der heredit. Syphilis; akutes serös-zelliges oder rein eitriges Exsudat bei den oberflächlichen und tieferen, ja subkutanen Syphiliden der malignen Lues], dasselbe nach Einwirkung des Bacillus mallei (beim Malleus acutus fast stets akute Hyperämie und Ödem und bald darauf intensive Leukozytenanhäufung), ferner des Strahlenpilzes bei der Aktinomykose (hauptsächlich Auswanderung polynukleärer Leukozyten), des Bazillus Leprae bei der Lepra (zumeist seröses Exsudat bei den pemphigoiden Lepriden), des Favuspilzes (akut-seröse Exsudation), des Erregers (?) der Mykosis fungoides (akute, seröse, und bald serös-zellige Exsudation in den „ekzematösen“, erythematösen Stadien), endlich des Lupus erythematodes (seröses Exsudat bei dessen exanthematischen, bullösen Formen), der Psoriasis und des Lichen planus (akut-seröses Exsudat).

Es steht also außer Zweifel fest, daß der nach diesen, gewöhnlich langsam einwirkenden Schädlichkeiten, auftretende entzündliche Prozeß nicht nur prinzipiell und im Grunde, sondern auch in seinen Einzelheiten identisch ist mit dem, welcher auf heftiger einwirkende Schädlichkeiten zu folgen pflegt, sobald die ersteren, aus welchem Grunde immer, ebenfalls heftiger einwirken.

Es ist also klar, daß die gesetzmäßig sich einstellenden reaktiven Entzündungserscheinungen nur durch die langsamere, gelindere und andauerndere Einwirkungsweise, gewissermaßen modifiziert werden.

Diejenigen reaktiven klinischen und anatomischen Veränderungen nämlich, die nach der langsamen und andauernden Einwirkung der oben aufgezählten Mikroorganismen auf das Bindegewebe entstehen, und welche als typisch und charakteristisch für diese Mikroorganismen aufgefaßt und von den übrigen entzündlichen Prozessen abgesondert werden, also die sogenannten Granulome (welche aber, wie wir wissen, nur eine, und für viele Mikroorganismen nicht einmal die häufigste und konstante Reaktionsweise ausmachen[1])), bestehen auch nur aus mäßigen Gefäßerweiterungs- und Exsudationserscheinungen, aus hyperplastischen Prozessen der Bindegewebszellen, aus Anhäufung sogenannter Leukozytoiden (Plasmazellen, Lymphozyten, epitheloide Zellen, einkernige Rundzellen usw.), also aus denselben Elementen, welche das Granulationsgewebe akut entstandener, größerer Bindegewebsdefekte bilden. Später kommt es bei ihnen öfter zu einer mehr oder minder bemerkbaren Nekrose eines Teiles der Gewebe. Es können daher heutzutage Unterschiede in der Auffassung bei diesem Prozesse nur auf die Reihenfolge der eben beschrie-

---

[1]) S. auch A. Neisser l. c. S. 555.

benen Veränderungen und die Herkunft der einzelnen Zellarten bezogen werden. Sehen wir uns diese strittigen Punkte näher an.

Was die genetische Reihenfolge betrifft, so wird diese bei der als Paradigma der „granulomatösen" Entzündungen dienenden Tuberkulose wie folgt aufgefaßt:

Das erste, was das Bakteriengift verursachen soll, ist eine Proliferation der Bindegewebszellen und eine reaktive Gewebsneubildung. Diese würde dann von den übrigen Erscheinungen begleitet und gefolgt. Wie wir aber schon bemerkten, geht aus den Ergebnissen neuerer Forschungen hervor, daß bei einzelnen experimentell verursachten Tuberkulosen nicht die Proliferation der fixen Zellen das erste Zeichen war, mit welchem der Organismus auf die erste Ansiedelung und Giftausscheidung der Bakterien reagierte, sondern die massenhafte Emigration polynukleärer Leukozyten und das Erscheinen der Leukozytoiden (Polyblasten), und unter diesen namentlich der großen Mononukleären.[1]) Was die Herkunft dieser stark phagozytären Zellen betrifft, so sagten

---

[1]) Lewandowsky (1906) sah nach Einreibung von Tuberkelbazillen in die skarifizierte Haut zuerst eine banale, nicht charakteristische Entzündung entstehen; die Bazillen lagen tagelang nach der Einreibung noch in großer Zahl extrazellulär, aber von einem schmalen Leukozytenwall umgeben. Acht Tage später lagerten sie schon alle intrazellulär, und erst nach vierzehn Tagen und nach bedeutender Abnahme der Bakterien konnte typisches tuberkulöses Gewebe konstatiert werden.

wir schon bei der akuten Entzündung, daß wir nach den neuesten, verschiedenen Untersuchungen ihre Abstammung aus dem Blute annehmen müssen. Dasselbe geht auch aus den neuestens direkt mit Tuberkelbazillen gemachten experimentellen Untersuchungen hervor (Helly [1905], Buday [1906][1]). Riesenzellen konnten auch schon in den ersten Tagen konstatiert werden; diese werden heutzutage zumeist (Ziegler, Maximow, Arnold, Buday usw.) auf den Zusammenfluß mehrerer Mononukleären zurückgeführt.[2]

Die neueren Untersuchungsresultate scheinen also immer mehr und mehr zu bekräftigen, was wir bei sämtlichen, heftiger einwirkenden bakteriellen und traumatischen Schädlichkeiten auch sonst annehmen müssen, nämlich daß auch hier das Primäre die Gewebsschädigung ist, und daß erst auf diese die Gefäßveränderung, die serös-zellige Exsudation verschiedenen Grades (Anwesenheit von Fibrin und fibrinoiden Stoffen, selbst in den typischen Tuberkeln) und zu gleicher Zeit die regenerierende Proliferation der Gewebszellen folgt.

---

[1] Buday konnte diese schon am zweiten Tage konstatieren, und während die am ersten Tage erschienenen und die Bazillen umgebenden Polynukleären nicht phagozytär wirkten, ja selbst Zeichen der Nekrose zeigten, haben die Mononukleären einen Teil der sich vermehrenden Bazillen in sich aufgenommen.

[2] Entgegen der älteren Auffassung, daß sie aus einer einzigen Epitheloidzelle gebildet werden, und zwar so, daß der Zellkern sich wiederholt teilt, der Zellleib aber gleichzeitig oder bald partiell nekrotisiert (Weigert).

Es scheint mir als ausgemacht, daß auch bei den so-
genannten typischen Granulomen die Gifte der in das
Bindegewebe eingedrungenen und dort sich vermehrenden
Mikroorganismen in erster Reihe die Alteration der fixen
Zellen und des Zwischengewebes verursachen (Weigert),
nur daß in jenen Fällen, in welchen die Bakterien spär-
lich und nicht sehr virulent sind, oder in welchen das
Bindegewebe widerstandsfähig ist, die Wirkung eine derart langsame ist und sich so sehr hinzieht, daß sie im
Anfange gar nicht erkennbar ist. Offenbart sich die
Schädigung der fixen und Wanderzellen, d. h. der
regressive Prozeß[1]) in Vergrößerung der Zellen, in
Umwandlung zu epitheloiden Zellen[2]), so kann diese
mit den auf die Schädigungen hin schon im Gange befindlichen Zellhyperplasien und Proliferationen ver-
wechselt werden, und es hat den Anschein, als wäre
die Zellproliferation das Primäre, die zuerst sich ein-
stellende Erscheinung, und die erst später wahrnehmbare
und als banal erkannte Zelldegeneration und die Gefäßalteration das sekundäre.[3])

---

[1]) S. auch A. Neisser l. c. S. 559.

[2]) In der neueren Zeit werden die epitheloiden Zellen
schon als aus den großen mononuklearen Wanderzellen gebildet betrachtet (s. oben).

[3]) Sehr wichtig sind in dieser Hinsicht die experimentellen
Resultate von Wechsberg (1901), nach welchen die Bakterien-
gifte sowohl die sessilen Zellen (Endothel, alveolares Epithel,
Irisepithel) als auch das kollagene und elastische Zwischen-

Des weiteren scheint mir auch das außer Zweifel zu sein, daß der Austritt der Flüssigkeit und die Menge und Art der Zellen der heftigeren oder gelinderen Einwirkung der Bakteriengifte angemessen ist. Wir haben oben gesehen, daß auf Eindringen massenhafter, virulenter Bakterien, ebenso wie nach den Eiterbakterien, hochgradige Gefäßalteration, seröse und zellige (polymorphkernige Leukozyten) Exsudation oder hauptsächlich nur letztere (Leukozytenemigration) sich einstellte, während auf spärliche oder weniger virulente Bakterien oder bei größerem Widerstand des Gewebes die Gefäßalteration bedeutend geringer, die Exsudation minimal (wenig Fibrin und fibrinoide Substanz) und die sich anhäufenden Zellen andersartig, hauptsächlich mononukleäre waren. Von diesen letzteren wissen wir schon lange, daß bei Schädlichkeiten, die auf das Bindegewebe chronisch einwirken, diese hauptsächlich in den Vordergrund treten, ja, daß sie, selbst wenn zuerst die Polynukleären erschienen sind, neben diesen auch erscheinen, um bald das Feld zu beherrschen.

Wir begegneten ihnen schon bei der Reparation der durch gewöhnliche Schädlichkeiten verursachten Binde-

---

gewebe vernichten, und daß diese Destruktion (im Sinne Weigerts) die Proliferation der übriggebliebenen fixen Zellen auslöst. Die partielle Schädigung des Protoplasma führt zu Riesenzellenbildung, und erst später entsteht eine derartige Schädigung, daß der Tuberkel käsig degeneriert.

gewebsschädigungen (s. Seite 35), als ob der Organismus gegen gewisse, hauptsächlich gegen langsamer einwirkende, also sich hinziehende Schädlichkeiten diese neben und statt den Polynukleären in Aktion treten ließe. Diese werden dann zu Zell- und Bakterienphagozyten, und zum Teil zu Riesenzellen.

In mehr oder weniger gleicher Weise wie das als Paradigma dahingestellte tuberkulöse Granulom werden auch die übrigen granulomatösen Typen nach Einwirkung der oben genannten Mikroorganismen gebildet, und ein Unterschied zwischen den einzelnen offenbart sich nur in der primären Nekrose, wenigstens in den Freßzellen (in den großen Mononukleären), welche entsprechend der Einwirkung des anders gearteten Giftes (des spezifischen Toxins der Bakterien) modifiziert, andersartig erscheinen. So sehen wir viele Langhanssche Riesenzellen mit Bazillen in ihrem Innern und vollkommene käsige Degeneration beim typischen tuberkulösen Granulom, spärliche Riesenzellen und unvollkommene käsige, oft nur fettige Degeneration oder Kolliquation beim typischen Syphilom, dem sogenannten Gumma, ferner vakuolisierende Degeneration zeigende Zellen, in welchem die Bazillen stellenweise zu kugelförmigen, zooglöaartigen Gebilden zusammengeballt sind, bei dem typischen leprösen Granulom, und ebenfalls solche Zellen mit vakuolisierender Degeneration und mit Bazillen in dem Innern beim Granulom des Skleroms. Zu bemerken ist aber, daß diese Unterschiede auch nur bei den typisch granulomatösen (geschwulstartigen) Veränderungen zu konstatieren sind, während bei den Übergangsformen oder nur granulomartigen, nicht charakteristischen entzündlichen Veränderungen der einzelnen Krankheiten Gewebsunterschiede nicht aufzufinden sind.

Parallel mit der Gewebsschädigung und mit der rundzelligen Infiltration geht auch die regenerative Zellproliferation einher, und zwar zumeist im Verhältnis zur Schädigung. So ist das ganze Granulationsgewebe fertig, welches zwar aus sich ablösenden Elementen, aber solange besteht, wie die Schädigung einwirkt; denn, wenn auch seine Zellen einzeln der nekrotisierenden Einwirkung der Schädlichkeit zum Opfer fallen und resorbiert werden, so werden sie, solange die Einwirkung dauert, durch neue ersetzt.

Oft aber verfällt das Zentrum en masse oder ein Teil des ganzen Granulationsgewebes eben unter der wachsenden Einwirkung der Schädlichkeit, weniger infolge schlechter Ernährung, der Degeneration und Nekrose, zerfällt eventuell, wird resorbiert, oder, was seltener geschieht, exulzeriert, und nur wenn in beiden Fällen die Wirkung der Schädlichkeit ganz aufhört, hält auch die Anhäufung neuer Rundzellen inne und geht die Bildung des Ersatzgewebes ungestört von statten. Letzteres steht dann zumeist im Verhältnis zur Größe des zugrunde gegangenen Gewebes.

Nach der Vernichtung der Schädlichkeit nämlich können die schon neugebildeten Bindegewebszellen ungestört Fibrillen bilden, welche dann schrumpfen.

Wenn keine Exulzeration stattfindet, kann dieses neue Gewebe so geringfügig sein, daß es selbst nach seiner Beendigung absolut unmerkbar wird, während es ein anderes Mal schon mit unbewaffneten Augen gut sichtbar wird in der Form einer subepithelial gebildeten Narbe (subepitheliale Narbe). In den meisten Lehrbüchern werden diese feinen und unter der Epidermis gebildeten Narben in der Regel von dem zum Ersatze sichtbarer Substanzverluste gebildeten Narben abgesondert, und es wird in diesen Fällen nur von einer primären Atrophie und einem Schwund der normalen Gewebe, oder von einer durch den Druck der Infiltration verursachten sekundären Gewebsatrophie gesprochen, nach meiner Meinung ganz grundlos, denn: erstens sehen wir bei einer und derselben Hautveränderung, ja selbst Krankheit, nach länger bestehender Infiltration nicht immer solche Narben, zweitens ist es die Schädlichkeit selbst, welche das Grundgewebe vernichtet, sodaß auch hier von einem, nur nicht sichtbaren Gewebsverlust die Rede ist, und es gewiß ist, daß auch hier ein Ersatz durch neues Gewebe, Narbengewebe, stattfand.[1]

---

[1] S. auch: a) Darier, La Pratique dermatol. Bd. I, S. 119; b) Jadassohn, Lupus erythem. in Mraçek, S. 353; c) Kreibich, Lehrb. d. Hautkrankh. S. 18.

Daß dies so ist, beweist der Umstand, daß z. B. die Aknitis, das Erythema induratum, der Lichen scrophulosorum, der Lupus vulgaris, das Spätsyphilid, an einem und demselben Individuum, in derselben Zeit zerfallende und exulzerierende und zugleich auch nicht zerfallende und nur „atrophisierende" Hautläsionen setzt.

Daß bei den sogenannten Granulomen während des Regenerationsprozesses an der Stelle des beschädigten Gewebes, und zwar ohne vorangehende Ulzeration, nicht nur solche geringfügige Bindegewebsneubildungen, sondern nach Rückbildung der Zellen auch gewaltige fibröse Umwandlungen (sogenannte Keloide in der Haut, und die sogenannten Schwielen in der Lunge, Leber, Niere usw.) stattfinden, ist allbekannt, wie auch, daß die Schrumpfung der Fibrillen in den inneren Organen zu narbigen Einschnürungen führen.

In gleicher Weise wie in vielen Fällen nach der Einwirkung obiger gewiß parasitärer Schädlichkeiten entwickeln sich und laufen auch reaktive Hautveränderungen ab, in Gefolgschaft unbekannter, aber höchstwahrscheinlich hämatogen auf das Bindegewebe den obigen parasitären Schädlichkeiten mehr oder weniger gleich einwirkenden Schädlichkeiten. Solche sind z. B. die Erreger (?) des Lupus erythemathosus[1]), der sogenannten Sarkoide, der Akrodermatitis atrophicans und der Sklero-

---

[1]) Siehe auch Jadassohn in Mraçek, Bd. III, S. 352.

dermie [1]), der Anetodermie (?), des Lichen scléreux, des Lichen albus, der white spot disease, der Pityriasis rubra Hebra und verwandter chronischer Dermatitiden usw., das heißt: es entsteht Bindegewebsalteration, chronische Hyperämie, vorwiegend mononukleäre Leukozytenansammlung, Bindegewebszellen-Proliferation (also Granulationsgewebe), und es kommt ohne Exulzeration zur sichtbaren subepithelialen Narbenbildung.

Hingegen führen jene Schädlichkeiten, die in erster Linie oder hauptsächlich das Epithelgewebe schädigen, entsprechend eben dieser ihrer Eigenschaft nie zu Granulationsgewebsbildung und subepithelialer Vernarbung, wie z. B. die Psoriasis, oder nur unter gewissen Umständen, der Favus und die exogenen chronischen artifiziellen Dermatitiden.

Die nach langsam, aber dauernd einwirkenden Schädlichkeiten entstandenen (chronischen) entzündlichen Erscheinungen, unter ihnen die sogenannten granulomatösen Veränderungen, repräsentieren auch nur einen die Schädlichkeit lokalisierenden, abwehrenden und den Gewebsverlust ersetzenden regenerativen Prozeß, und zwar ohne Rücksicht darauf, ob die Gifte gewisser Bakterien oder andere Gifte die Schädigungen verursachten. Und eben darum können wir

---

[1]) S. auch Darier, l. c. S. 121.

nur von chronischen Entzündungen, und unter diesen von granulomatösen Hautveränderungen, aber nicht von granulomatösen Erkrankungen, von „Granulomen" reden.

Diese letztere Auffassung ist unhaltbar. Denn Granulome und durch gewisse Bakterieninfektion verursachte anatomische Veränderungen decken sich nicht und können sich auch gegenseitig nicht substituieren. Eine und dieselbe Schädlichkeit kann einmal heftige, akute Entzündungserscheinungen, das andere Mal nur ein typisches Granulom und das dritte Mal wieder beide zugleich nach sich ziehen. Es ist also richtiger, nur von akuten oder chronischen Entzündungen zu reden.[1]

[1] Sehr richtig bemerkt Jadassohn (Mraçek, l. c. S. 352): „Aber wie künstlich alle solche Scheidungen sind, zeigt am besten das Beispiel der Syphilis mit ihren „resolutiven" Früh- und ihren typisch granulomatösen Spätprodukten. Es scheint vielmehr darauf anzukommen, ob es im Wesen eines Prozesses liegt, auch ohne Accidens zu Granulationsbildung führen zu können."

Die Funktionen der Entzündung.

Versuchen wir, soweit es heute schon möglich, die Funktionen der einzelnen entzündlichen Erscheinungen zu analysieren und auf Grund dieser Analyse den ganzen Prozeß zu erklären. Wir haben aus dem Vorangehenden gesehen, daß der Art der Schädlichkeit und Einwirkung entsprechend, nach kürzerer oder längerer Zeit, in erster Linie andauernde Erweiterung der um die beschädigte Stelle befindlichen Gefäße, Verlangsamung des Blutstromes und Gefäßwandalteration und dann serös-zellige Exsudation erfolgt, daß also nach der angegriffenen Stelle hin eine das normale Maß übertreffende Blutmenge strömt. Die ausgetretene Flüssigkeit und die emigrierten Blutzellen nehmen ihren Weg in erster Linie stets in der Richtung der angegriffenen Stelle und sammeln sich daselbst an. Die austretende Flüssigkeit dient nun in erster Reihe zur Verstopfung der geöffneten Blut- und Lymphgefäße, zur Ausfüllung, Verklebung und Abschließung des Defektes (mit gerinnungsfähiger Masse, Fibrin), also als provisorischer Ersatz des Gewebsverlustes, und als Schutz der beschädigten Stelle gegen die Einwirkung der Luft (Austrocknung) und chemischer Stoffe (Wasser, Bakteriengifte usw.). Bei den Schädigungen durch Gifte nicht infektiöser Natur (aseptische lokale

Intoxikation) löst und verdünnt, bindet, neutralisiert und lokalisiert das Blutserum das eingedrungene Gift und dient dann weiter zur Abführung des so unschädlich gemachten Giftes durch die Lymphgefäße. Bei infektiösen (bakteriellen) Schädigungen dient es zur Neutralisierung der Bakteriengifte oder im günstigsten Falle zur Abtötung, mindestens zur Schwächung der Bakterien, sodaß diese letzteren den Angriffen der zelligen Elemente nicht widerstehen können. Durch seine Menge, durch seinen größeren Eiweißgehalt dient es, hauptsächlich bei den einfachen Schädigungen, zur Überernährung der zum Ersatz der lädierten Zellen durch Proliferation berufenen benachbarten gesunden Zellen. Das aus ihm gebildete Fibrin wirkt dann anlockend auf die Leukozyten, Bindegewebszellen und Gefäßsprossen, ja es dient sogar (z. B. bei Bindegewebsschädigungen bis zur Bildung neuer Gefäße) den Bindegewebszellen zur Nahrung. — Die ausgewanderten polymorphkernigen weißen Blutzellen verschlingen die eingedrungenen fremden Substanzen, in erster Linie die Bakterien (Phagozytose), und töten eventuell auch die letzteren, zumal diese schon durch das Blutserum abgeschwächt worden sind, verdauen sie und erheben durch massenhafte Ansammlung gegen das Weiterdringen der nicht getöteten Bakterien oder die zunehmenden Schädlichkeiten einen schützenden Wall (Demarkation).

Die weißen Blutzellen neutralisieren auch die Bakteriengifte (die Toxine und Endotoxine) und sind höchstwahrscheinlich dazu fähig, in loco, an der infizierten Stelle den bakteriellen Stoffen gegenüber Antistoffe zu erzeugen (Römer, Wassermann und Citron). Endlich verdauen, lösen und verflüssigen sie das Fibrin und die abgestorbenen Gewebe, verschleppen nach vorherigem Verschlingen die Trümmer abgestorbener Zellen und räumen so die ganze beschädigte Stelle.

Die Abgrenzung, Einschließung und Loslösung größerer, entweder abgestorbener oder für den Körper unbrauchbarer Gewebspartien geschieht auch nur durch Dazwischenkunft der polymorphkernigen Leukozyten (Demarkation im großen).

Bei akuten Entzündungen kommt dann nach fortschreitender Tätigkeit der polynukleären Zellen an die Polyblasten die Reihe. Diese, hauptsächlich aber die großen Mononukleären verschlingen die abgestorbenen Gewebsreste und die polynukleären Zellen selbst und veranlassen so die Resorption.

Bei chronischen Entzündungen, welche nach langsam einwirkenden bakteriellen oder anderen Schädlichkeiten entstanden sind, spielen die Mononucleären (Plasma-, Rundzellen) und die Riesenzellen[1] (Polyblasten

---

[1] Auch die Riesenzellen besitzen ebenso wie die Leukozyten eine gewebslösende, fibrinverflüssigende Fermentwirkung.

oder Leukozytoiden) allein die Rolle, welche bei den akuten Entzündungen die polymorphkernigen Leukozyten und Polyblasten zusammen übernahmen. Überhaupt schließen bei den chronischen Infektionen diese Zellen die Bakterien ein und vernichten sie nach Möglichkeit.

Über die Rolle der bei den akuten Entzündungen austretenden roten Blutkörperchen wissen wir garnichts.

Gleichzeitig mit der Exsudation oder kurz darauf findet die Zellproliferation statt. Bei den Bindegewebsschädigungen streben die Fibroblasten, durch den chemotaktischen Reiz angelockt, der beschädigten Stelle zu, und während sie, nach Annahme einzelner Autoren, im Anfang ebenfalls, wenn auch in geringerem Maße, die Leukozyten in ihrer phagozytären, auflösenden, verdauenden, ausräumenden Tätigkeit unterstützen, dabei vielleicht sogar einen Teil der letzteren selbst verschlingen, nehmen sie später die Stelle der geschädigten Partie ein und wandeln sich in dem dem Verluste entsprechenden Grade und in der den funktionellen Anforderungen entsprechenden Weise um. Das ist der regenerative Abschnitt der Entzündung. Die Schutzkraft ist also mit der Heilkraft identisch.

Beim Eindringen indifferenter oder kaum differenter fremder korpuskulärer Substanzen in den Organismus übernehmen in erster Reihe die aus den Mononukleären gebildeten Riesenzellen die phagozytäre, eliminierende Rolle, und gleich darauf beginnt die umhüllende, regenerative Zellproliferation.

Die Entzündung, sei sie akut oder chronisch, stellt also nichts anderes dar als einen Vorgang, mit dessen Hilfe der Organismus sich gegen die angreifenden und die Gewebe alterierenden Schädlichkeiten wehrt und die daselbst gesetzten Gewebsverluste nach Möglichkeit ersetzt. Die Entzündung ist also nicht das Wesen der Krankheit, sondern im Gegenteil ein abwehrender und heilender Prozeß.

V. Vorlesung.

Die klinischen Formen der Hautentzündung. Die klinischen Formen der akuten Hautentzündung.

1. a) Einfaches Erythem; b) Exsudatives Erythem und Dermatitis $\varkappa\alpha\tau'$ $\dot{\varepsilon}\xi o\chi\dot{\eta}\nu$. 2. Urtika. — Hämorrhagie. Blasenbildung. 3. Eitrige Hautentzündung (Pustel, Phlegmone, Abszeß). Subjektive Erscheinungen.

Die klinischen Formen der Hautentzündung.

Wir können nun jetzt auf Grund des bisher Gesagten zur Analyse und Deutung der verschiedenen klinischen Formen der Hautentzündung übergehen. Das ist um so leichter, da ja die Haut frei zutage liegt und die Epidermis durchscheinend ist und somit die auf und in der Haut sich abspielenden anatomischen Veränderungen zum größten Teil auch klinisch leicht zu konstatieren sind.

Die klinischen Formen der akuten Hautentzündung.

1. Erythem und Dermatitis.

a) Einfaches Erythem.

Im Gefolge einer das lebende Epithelgewebe oder die Papillarschicht oder beide sowohl von außen, als auch von innen, von den Blutgefäßen aus, treffenden geringen, aber akut einwirkenden Schädlichkeit pflegt gewöhnlich eine ausgesprochene Gefäßerweiterung, des weiteren geringfügige seröse Exsudation und Zellemigration, und dann ergänzende Zellproliferation geringen Grades, zumeist in der Papillar- und Epithelschicht aufzutreten. Was aber zunächst ins Auge springt und stets konstatierbar ist, das ist die Erweiterung der oberflächlichen Gefäße. Eben deshalb benennen die Kliniker diesen Grad der entzündlichen Reaktion entzündliche Hyperämie oder einfaches Erythem.[1]

Diese gelinde Entzündung bedeutet, daß deren Gebiet eine solch geringe Schädigung traf, und

---

[1] „Kongestives Erythem" (Hebra). S. auch: a) Auspitz, Handb. d. Hautkr. (Ziemssen) 1883, S. 183; b) Winiwarter, Die chirurgischen Krankh. d. Haut, 1892, S. 95.

zwar hauptsächlich nur das Epithel und die Papillar-
schichte, daß zur Lokalisierung der Schädlichkeit, zu deren Paralysierung und Eliminierung
nur eine geringe serös-zellige Exsudation, ferner
zum Ersatze der zumeist in geringerem Grade
geschädigten Zellen eine geringe proliferative
Tätigkeit ausreichend war.[1])

Solche entzündliche Hyperämien entstehen im Gefolge sogenannter traumatischer, also physikalischer
und chemischer, gelinder Schädlichkeiten, wenn diese hauptsächlich nur die oberen Schichten der Haut, das Epithel
und die papilläre Schicht treffen. Sie entstehen ferner
auf innerem Wege (hämatogen) im Gefolge von
zahlreichen, heftig wirkenden, durch die Gefäße in die
Haut gelangten Schädlichkeiten, wenn diese letzteren
wieder nur diluiert und hauptsächlich nur die Papillarschicht, eventuell das Epithel, treffen, so im Gefolge von
bakteriellen und bakteriotoxischen Noxen [im Gefolge
des Streptokokkus bei septischen Erkrankungen, im Gefolge des Typhusbazillus beim Typhus, ferner im Ge-

---

[1]) Die bisherigen Untersuchungen haben sich wissentlich
wenig mit den Mannigfaltigkeiten der emigrierten Zellen befaßt,
noch weniger mit den primären, durch den Krankheitserreger
verursachten Veränderungen der Gewebe, und daher wurde
die Zelldegeneration, Nekrose usw., als sekundäre, von den
entzündlichen Exsudationen verursachte Erscheinung aufgefaßt.
Ebenso hat man bei den bisherigen Untersuchungen auf die
Zellproliferationserscheinungen bei den entzündlichen Hyperämien
kein besonderes Augenmerk gerichtet.

folge der noch unbekannten Mikroorganismen und deren Toxinen bei den akuten infektiösen exanthematischen Krankheiten (bei Skarlatina, Rubeola, Morbilli, Variola, bei letzterer im präeruptionalen Stadium)]. Weiter im Gefolge der im Organismus selbst entstehenden Gifte, der autogen toxischen Stoffe (bei Erkrankungen des Magen- und Darmtraktes, oder auch ohne deren Nachweis), oder im Gefolge von vielen internen Heilmitteln, wie: Jod- und Bromkali, Belladonna, Arsen, Chinin, Antipyrin, Kopaiva, Gonorol, Gonosan, Kubeben, Merkur, salizyl-saures Natrium, Opiaten etc., oder infolge subkutaner Injektion von Seris (Normal-, antidiphtherischem, Anti-streptokokken-Serum) oder nach Vakzination (Blattern-, Skarlatina-, Skarlatinoidvaccination).

Die Mehrzahl der entzündlichen Hyperämien erscheinen entsprechend der Einwirkungsart der meisten Schädlich-keiten[1]) zuerst entweder in Punkt- oder Hanfkorn-größe, z. B. nach äußeren diluierten chemischen Mitteln (Quecksilber, Jodoform, Arnikatinktur), oder durch hämatogen bakterielle, bakteriotoxische Noxen (z. B. das Gift der Skarlatina, manche autogen-toxische Stoffe, innere Medikamente und Sera), oder linsengroß, z. B. nach Durchdringen einzelner Haut-

---

[1]) Äußere chemische Noxen häufen sich z. B. zuerst in den Follikelöffnungen an, die hämatogenen Schädlichkeiten aber in und um einzelne Kapillarzweige und entwickeln daselbst ihre Wirkung.

kapillaren mit oder ohne deren Verstopfung und Eindringen in das perivaskuläre Gewebe, wie dies beim Typhus die Typhusbazillen, bei Staphylohämie die Staphylokokken (Pezzoli und Merk) zu tun pflegen, weiter bei Morbilli, Rubeola, und wieder nach gewissen inneren Medikamenten, autogenen Toxika und Sera. Es erscheinen daher nur Herde, die sich auf das Gebiet weniger Papillen beschränken.

So sprechen wir von einer punktförmigen entzündlichen Hyperämie z. B. bei der Skarlatina oder bei beginnenden, durch äußere chemische Mittel verursachten Erythemen (Jodoform, Merkur), oder, bei hämatogen entstandenen, nicht über nagelgroßen, verstreuten hyperämischen Flecken, von einer Roseola, z. B. bei Typhus, Cholera, Vakzine.

b) Exsudatives Erythem und Dermatitis.

Wenn dann die Schädlichkeit und Schädigung die Haut intensiver trifft, steigert sich auch der reaktive Prozeß, und es folgt der Hyperämie eine serös-zellige Exsudation und eine Zellproliferation stärkeren Grades. Der Vorgang spielt sich dann auch hier hauptsächlich in der Papillar- und Epithelschicht ab, oder wenn die Schädlichkeit die ganze Haut trifft, auch in der Retikulärschicht, eventuell auch in der Subkutis, wenn sie getroffen wird.

Die seröse Exsudation ist dann meistens so erheblich, daß sie die Bindegewebs- und Lymphspalten um

die erweiterten Gefäße herum und häufig die Interzellularräume des Epithels ausdehnt, ja daß sich das Serum in
die Zellen selbst und im Bindegewebe in das kollagene
Zwischengewebe einsaugt und die so veränderten Gebiete
anschwellen. Oft genug kann man auch Fibringerinnung
konstatieren. Die zellige Emigration zeigt sich je nach
der Schädlichkeit in verschiedenem Maße, aber immer
stärker, als bei der entzündlichen Hyperämie und bildet
inselartige, perivaskuläre oder mehr diffuse (mono- und
polynukleäre) Zellanhäufungen.

Die Wucherung der Epithel- und Bindegewebszellen ist auch in verschiedenem Grade, aber gleichfalls
immer mehr entwickelt, als bei der entzündlichen Hyperämie.[1])

Dieser Grad der Reaktion bedeutet, daß gegen
diese Läsion höheren Grades eine der Qualität der
Schädlichkeit entsprechende Schutzaktion statt-
gefunden hat, welch letztere sich in abundanter

---

[1]) Auf die primären, durch die Schädlichkeit selbst verursachten Veränderungen wurde auch hier bisher wenig geachtet,
aber den Beschreibungen kann man dennoch entnehmen, daß
auf dem Höhepunkt des Prozesses die kollagenen und elastischen
Fasern und das Epithel verändert, und zwar die kollagenen
Fasern gedunsen, aufgequollen, gelockert, schlecht färbbar, oder
verflüssigt, gespalten und zerbröckelt, die elastischen Fasern dagegen disloziert, stellenweise kaum oder überhaupt nicht nachweisbar werden; auch die Epithelzellen sind nur mangelhaft
färbbar. All das müssen wir zum größten Teile für primär,
durch den Krankheitserreger selbst verursacht halten.

seröser Exsudation, in der Emigration verschieden-
artiger Zellen behufs Paralysierung der Schädlichkeit und in gesteigerter, bisweilen sehr intensiver
Proliferation der gesunden Zellen — zum Ersatz
der massenhaft lädierten Zellen — manifestiert.

Diesen Grad der entzündlichen Reaktion bezeichnen die Kliniker, weil die Exsudation, Emigration und
Proliferation auch klinisch konstatierbar ist in Form von
zirkumskripter oder mehr diffuser Hautinfiltration, oder
in der Subkutis in Form von Knoten (nach Hebra),
zum Teil als exsudatives Erythem, zum Teil als
Dermatitis κατ' ἐξοχήν.

Die hauptsächlich sich auf die Papillar- und Epithelschicht beschränkenden, serös-zelligen Infiltrate heben sich
infolge ihrer oberflächlichen Lage aus dem Hautniveau heraus, und wir sprechen dann, wenn sie nur
das Gebiet einiger Papillen betreffen — entsprechend der
nur auf eine so kleine Fläche einwirkenden Schädlichkeit
— von punktförmigen, stecknadelkopf- oder hanf-
korngroßen entzündlichen Knötchen oder Papeln,
welche sich häufig perifollikulär lokalisiert haben. Solche
sehen wir verstreut z. B. bei Skabies, dort, wo sich das
Akarusmännchen und die Larven eingenistet haben, oder
in Gruppen beim akuten Favus, bei der Trichophytia
maculosa, bei der Pityriasis rosea, ferner sehr dicht wieder
nach den verschiedensten, häufig angewendeten und von
außen auf die Haut gelangten chemischen Mitteln (wie

Merkur, Jodoform, Arnika usw.), oder auf hämatogenem Wege entstanden, z. B. bei der Mykosis fungoides, bei der allgemeinen akuten Miliartuberkulose der Haut (Leichtenstern), oder im Gefolge von inneren Medikamenten und Seruminjektionen.

Wenn das serös-zellige Exsudat der Einwirkung der Schädlichkeit entsprechend sich über das Gebiet vieler Papillen erstreckt, sprechen wir je nach der Größe der sich heraushebenden Schwellung von linsen- oder nagelgroßen entzündlichen Papeln.

Solche sehen wir zerstreut auf hämatogenem Wege entstehen, hauptsächlich im Gefolge verschiedener autogener Gifte (z. B. bei Uterus- und Menstruationskrankheiten, bei Magen- und Darmerkrankungen), im Gefolge von Infektionen (z. B. fanden Finger, Vidal und Thérèse [1894] bei der allgemeinen Streptokokken-Infektion in dem Erythema papulatum Streptokokken, Unna bei der Staphylohämie in dem papulösen Exanthem Staphylokokken), hauptsächlich aber im Gefolge von allgemeinen Infektionen unbekannter Ätiologie (z. B. bei den verschiedenen Arten des sogenannten Erythema mono- und polymorphe exsudativum), nach Fleischgiften, inneren Medikamenten (Antipyrin, Natr. salicyl. usw.) nach Heilseris. Hauptsächlich diese, im Gefolge hämatogener Schädlichkeiten entstehenden, zirkumskripten, seröszelligen Infiltrate belegen die Autoren mit dem Namen Erythema exsudativum, Erythema papulatum.

Wenn das Infiltrat auf linsen- bis erbsengroßer oder etwas größerer Fläche hauptsächlich in der Retikulärschicht sitzt, sprechen die Kliniker von entzündlichen Knoten oder Tuberkeln oder, wenn hämatogen entstanden, von Erythema exsud. tuberculatum. Letzteres sehen wir hauptsächlich nach inneren Medikamenten (Jod, Brom, Jododerma tuberosum) oder nach Infektionen unbekannter Ätiologie (z. B. bei der unter dem Namen Erythema polymorphe Hebra bekannten allgemeinen Infektion), weiter bei pyämischen Prozessen (eigene, wiederholte Beobachtung).

Wenn in der Subkutis oder an der Grenze der Kutis-Subkutis, und zwar beinahe ausschließlich an den unteren Extremitäten im Gefolge hämatogener Schädlichkeiten um die Arterien, aber noch mehr um die Venen (Philippson) herum sich im Verhältnisse zur Ausbreitung der Schädlichkeit zirkumskripte, erbsen- bis haselnußgroße und größere, zackige, scharf oder undeutlich konturierte, serös-zellige Infiltrate entwickeln[1]), so sprechen die Autoren von subkutanen entzündlichen

---

[1]) Dies ist der Fall, wenn infolge primärer Läsion der Venen und Thrombose, oder einer auf dem Wege der Vasa vasorum entstandenen Läsion der Venenwandung oder durch die aus den Kapillaren der Subkutis hinüberziehenden Gefäße die Schädlichkeit bis zur Venenwandung dringt, oder wenn sie aus den subkutanen Kapillaren in das Bindegewebe, und von dort durch die Lymphräume, oder per contiguitatem bis zur Venenwandung gelangt (Jadassohn).

Knoten, von nodösen Infiltraten (dem Erythema nodosum); diese treten auf im Gefolge von inneren Medikamenten (Jod, Brom), von einzelnen Staphylo- und Streptohämien und schließlich bei der Erythema nodosum Hebra genannten Infektionskrankheit.[1]) In einem Falle von allgemeiner Infektion fand Sabouraud und Orillard in einer Erythema nodosumartigen Infiltration eine Endo- und Periphlebitis mit Streptokokkenthrombus; ich selbst sah unlängst neben einem akuten, periostalen Staphylokokken-Abszeß Erythema nodosumartige, tiefe, kutane und subkutane Knoten im Gefolge von Hautmetastasen.

---

[1]) Die hämatogenen, zirkumskripten entzündlichen Hyperämien und Dermatitiden, das Erythema papulatum, tuberculatum, nodosum, bilden das Hauptkontingent jener Hautveränderungen, welche unter dem Namen „Typische Angioneurosen" zusammengefaßt wurden, und welche noch jetzt viele nach Lewin, Auspitz, Unna, Schwimmer, Kaposi und Besnier auf zentral bedingte angioneurotische Störung der Peripherie, und nicht auf periphere lokale Einwirkung zurückführen. Dies ist jedoch ganz unbegründet, da das Exanthem der Morbilli, Rubeola, Skarlatina, des Typhus abdomin. und exanthem., des Malleus, der Pyämie, der Lues, der Tuberkulose, ferner die Mikrobiologie und die Lehre von den Metastasen schon lange auf den hämatogenen Ursprung hinweisen, und da auch eine ganze Reihe von Autoren: Bohn (1868), Köbner (1877), Baerensprung, Raynaud (1891), Sabouraud und Orillard (1892), Finger, Unna (1894), sowie auch in neuerer Zeit Touton, Jadassohn, Neumann, Tommasoli, insbesondere Philippson, weiters Török, Tonel und Raviart, Apolant u. a. teils mit dem lokalen Ausweis des Krankheitserregers, teils mit dem lokalen Nachweis der Entzündung für die medikamentöse, endotoxische, bakterielle peripher-lokale Einwirkung

2. Urtika.

Wenn nach zirkumskripter, flüchtiger Einwirkung von gewissen, für das Individuum **giftigen** chemischen **Substanzen** plötzliche zirkumskripte Gefäßerweiterung und, beinahe immer, **massenhafte** seröse **Exsudation** in der der Einwirkungsstelle entsprechenden papillären und retikulären Schicht entsteht, eine Exsudation, die rasch wieder verschwinden kann (**flüchtiges zirkumskriptes entzündliches Ödem**[1]), so bezeichnen dies die Kliniker als **Urtika = Quaddel.**

Die kleineren, hanfkorn- bis linsengroßen **Urticae** oder **urtikariellen** entzündlichen Ödeme bezeichnen dann die Autoren bald mit dem **Namen Urticaria papulosa, Lichen urticatus,** bald **als Strophulus** oder **Lichen strophulus,** bald als **Prurigoknötchen,** sogar **als Lichen simplex** und **Neurodermitis papulosa.**

Das Ödem ist intra- und extrazellulär, aber die Epithelschicht wird gewöhnlich kaum tangiert. Die Vermehrung der fixen Zellen ist nur angedeutet.

---

unzweifelhafte Beweise erbrachten, sodaß die heutige Auffassung der **Entzündung der Theorie der Angioneurose nicht günstig ist.** (S. auch: a) **Unna,** Histopathologie der Haut 1894, z. B. S. 117, 120; b) **Philippson,** Arch. f. Derm. 1900, Bd. 51, S. 33; c) **Jadassohn,** Berl. klin. Wochenschr. 1904, Nr. 37, 38.)

[1] „Akutes entzündliches Ödem" (**Neumann,** Lehrb. d. Hautkr. 1869, S. 31); „flüchtiges Reizödem" **Philippson,** l. c.

Es scheint, daß diese chemischen Substanzen meistens nur eine flüchtige, minimale Zellalteration, Vergiftung, auf keinen Fall massenhafte Nekrose hervorrufen, so daß meistens die rein seröse und flüchtige Exsudation genügt, um das Gift zu binden, auszuwaschen und den normalen Zustand herzustellen.

Ein derartiges zirkumskriptes flüchtiges entzündliches Ödem sehen wir im Gefolge von gewissen, von außen auf die Haut einwirkenden Pflanzensäften (Urticacäen, Mucuna pruriens usw.), sowie im Gefolge von tierischen Giften (Mücken, Wanzen, Hummel, Läuse, Leptus autumnalis, der giftigen Haare der Gastropacha processionea usw.).

Ebensolche zirkumskripte flüchtige entzündliche Ödeme sehen wir im Gefolge von hämatogen in die Haut gelangten Giften, chemischen Substanzen: so nach Obst- und Nahrungsmittelgiften (in Erdbeeren, Muscheln, Pilzen, Wurst, Wild, in See- und Konservefischen, Honig) oder nach gewissen internen Medikamenten (Chinin, Antipyrin, Santonin, Chloral, Arsen, Salizyl, Balsamicis, Terpentin, Opiaten, Jod -und Bromsalzen, Alkohol usw.), weiters im Gefolge von Giften mancher tierischer Parasiten (Echinococcus, Tänien, Filaria medinensis), im Gefolge gewisser infektiöser Protozoen- oder Bakterienintoxikationen (Malaria, Dysenterie, lymphatische Leukämie, Lymphosarcom), weiter nach Autointoxikationen (Morbus Basedowii, Albuminurie, Harnsäurediathese, Haemoglobinuria paroxysmalis usw.). Zum Schluß bemerke ich, daß gewisse Stoffe, wenn sie durch die Luft (**Blumendüfte, aromatische Mittel** usw.), durch subkutane Injektionen (Sera), oder durch Klystiere in das Blut gelangen, Urtika verursachen können.[1])

Die **Urtika** ist, je nach der Eigenschaft und Ausbreitung des einwirkenden Stoffes, verschieden groß. In gewissen Fällen sehen wir ein von einem breiten kongestiv-hyperämischen Hof umgebenes, ja sogar manchmal neben der typischen Urtika diffuseres Ödem. Der Biß von **Kleiderläusen** oder **Wanzen** verursacht z. B. eine größere Urtika; **Jod, Brom** und **Arsen** bewirken außer der typischen Urtika ein diffuseres Ödem im Gesicht, auf den Lidern und Schleimhäuten.

Wenn das Ödem bisweilen die tieferen Schichten, Subkutis, Faszien, ja manchmal sogar die Muskeln durchtränkt, entstehen große, oft **riesige ödematöse**, aber nicht mehr pralle und nicht anämische Anschwellungen (Riesenurtika, **akutes zirkumskriptes Ödem** [Quincke]).

---

[1]) Die **hämatogene Urtika** bildet den letzten Teil der „**Angioneurosen**", welche die Autoren vom **zentralen Nervensystem** ableiten. Daß dies tatsächlich eine Erscheinung ist, die durch Agentien hervorgerufen wurde, welch letztere auf hämatogenem Wege in die Haut gelangen und so **lokal** wirkten, hat **Philippson** endgültig bewiesen. (S. **Philippson,** l. c. S. 49.) Doch wogt der Streit noch weiter fort. S. a) **Török** u. **Vas, Kaposis** Festschr. b) **Török** u. **Hári,** Arch. 1903. c) **Philippson,** Arch. 1903. d) **Jadassohn,** Berl. klin. Wochenschr. l. c. e) **Kreibich,** Arch. 1905.

Die hämatogene Urtika sehen wir hauptsächlich bei jenen Individuen, die gegen gewisse Gifte eine Idiosynkrasie haben. An manchen Individuen kann man dann auch mit gewissen internen Mitteln, z. B. mit Morphium, auch äußerlich, durch Einführung in die Epidermis, die Urtika hervorrufen.

Es gibt aber auch Gifte, mit denen wir äußerlich — an jeder Person — eine Urtika provozieren können, z. B. mit Nesseln, Mucuna pruriens usw.

Die Urtika und die urtikaartigen Veränderungen klingen, wie wir bereits früher sagten, gewöhnlich außerordentlich rasch ab, verschwinden schon nach Stunden spurlos. Oft dagegen entsteht, hauptsächlich in den kleineren, aber auch in den größeren, anfangs ödematösen Papeln, auf dazukommende mechanische Insulte hin, oder auch spontan, eine zellige Infiltration (Leukozyten und proliferierende Zellen). Diese Läsionen sind dann andauernder (z. B. die Läsionen der sogenannten Prurigines, Urticaria perstans, Neurodermitis chronica, Lichen circumscriptus chr.) und bilden einen Übergang zu den früher besprochenen serös-zelligen Infiltraten, abgesehen davon, daß auch deren zahlreiche Vertreter (die sogenannten exsudativen Erytheme) so sehr ödematös sein können, daß wir von einem Erythema urticatum sprechen.

Zum Schlusse bemerke ich, daß bei vielen an hämatogener Urtikaria leidenden Individuen das flüchtige entzündliche Ödem auch durch das Kratzen hervorgerufen werden kann, das auf die Alteration der sensiblen Nerven folgt. Diese wird ihrerseits durch die hämatogene Schädlichkeit verursacht (Urtica spontanea und factitia an einem Individuum.[1])

Entzündliche Hämorrhagie.

Oft genug gelangen sowohl bei der entzündlichen Hyperämie, als auch bei der serös-zelligen Infiltration und bei der Urtika rote Blutkörperchen per diapedesin in größeren Mengen in das umgebende Gewebe. In diesem Falle sprechen wir dann von entzündlicher Hämorrhagie oder hämorrhagischer Entzündung.

Es sind dies Hämorrhagien, wie sie z. B. entstehen im Gefolge von inneren bakteriellen, bakteriotoxischen Schädlichkeiten, weiter im Gefolge von Insektengiften, äußeren chemischen Mitteln, internen Medikamenten und Nahrungsmitteln, endogenen toxischen Schädlichkeiten, z. B. im Gefolge externer oder interner Streptokokken- oder Staphylokokkeneinwirkung,[2]) oder im Gefolge

---

[1]) Sehr selten entstehen flüchtige entzündliche Ödeme im Gefolge eines aus irgendeinem Grunde entstandenen Kratzeffektes, Druckes, Schlages bei solchen Individuen, die sich an eine spontane Urtika nicht erinnern können (Urtica factitia). Die Haut solcher Leute kann man mit Buchstaben oder Zahlen beschreiben (Dermographismus). Hier können in manchen Fällen kryptogene Intoxikationen oder angeborene (?) Hauteigenschaften im Spiele sein. (Siehe S. 23.)

[2]) Hämorrhagisches Erysipel und hämorrhagische Impetigo, hämatogenes Erythema exsudativum haemorrhagicum mit Streptokokkenembolien (Vidal und Thérèze 1891), Dermatitis puerperalis septica.

des Bazillus haemorrhagicus oder anderer Infektionen mit Bakterien (z. B. des Anthraxbazillus, Malleusbazillus) oder im Gefolge noch unbekannter mikrobischer Krankheitserreger (z. B. der Variola, Varizellen, Skarlatina, Morbilli, des Hebra'schen polymorphen oder irgendeines anderen infektiösen Erythems). Ferner die durch Insektenstiche (Wanzen, Bienen, Wespen) verursachten hämorrhagischen Urticae, die durch verschiedene äußere chemische Mittel (Arnika, Merkur, Jodoform, Terpentin usw.) verursachten hämorrhagischen Dermatitiden, sodann die durch interne Medikamente (Kopaiva, Brom- und Jodsalze, Chinin, Salizylsäure, Antipyrin, Chloral usw.) und die infolge von Nahrungsmitteln (Muscheln, Schnecken, Fische, Würste, Erdbeeren) entstehenden Erytheme und Urticae.

Dann nehmen einzelne der oben beschriebenen Elementarläsionen entweder in Punkten oder ausgedehnter eine dunkelrote, oder, bei tiefer sitzender Blutung, eine blaurote Färbung an, weil die Farbe der ausgewanderten roten Blutkörperchen im Verhältnisse zu ihrer Menge durch die Schichten des Epithels und Bindegewebes durchscheint. Manche, hauptsächlich im Gefolge innerer bakterieller oder bakteriotoxischer Einwirkung auftretende Läsionen, z. B. bei den Purpurae verschiedener Ätiologie (P. simplex, rheumatica, gonorrhoica usw.) bestehen zum größten Teil aus flüchtigen von Hämorrhagien begleiteten Ödemen (Urtika), der sogenannten Purpura urticans.

Die Blutung kann einen solchen Grad erreichen, daß die entzündlichen Erscheinungen daneben ganz in den Hintergrund gedrängt werden. In allen diesen Fällen sprechen wir mit Recht von entzündlichen Hämorrhagien, weil der entzündliche Charakter offenkundig ist, und wir stellen uns vor, daß die Blutung nichts anderes bedeutet, als den Austritt der roten Blutkörperchen durch die stärker alterierte Gefäßwand per diapedesin.[1])

---

[1]) Nicht hierher gehören meiner Meinung nach jene hämatogenen Hautblutungen, welche im Gefolge der Wirkung eines internen Agens mit den obigen zusammen oder für sich allein an einem Individuum, entstehen, welchen aber, wie nachweisbar, weder entzündliche Erscheinungen vorausgegangen, noch auch sich hinzugesellt hatten, sondern höchstens folgen (in dem einen oder andern Fall kann nämlich die Hämorrhagie die primäre Erscheinung sein, und um diese herum entwickelt sich erst sekundär die Entzündung), so daß die Blutung in die intakte Haut hinein erfolgt. Solche reine Hautblutungen sehen wir auch bei den oben erwähnten und bei der wahrscheinlich durch verschiedene ätiologische Faktoren hervorgerufenen Morbus maculosus Werlhofii-Gruppe (Purpura simplex, rheumatica, haemorrhagica, fulminans), bei dem Skorbut und noch mehreren, vorderhand nicht einmal klinisch genugsam bekannten, hämatogenen, infektiös-toxischen (leukämischen, pseudoleukämischen, anämischen, neoplastischen), schließlich bei den auf Nahrungsmittel und innere Medikamente erfolgten Blutungen.

Hier scheint, daß die innere Schädlichkeit direkt, oder auch indirekt, aber ausschließlich nur die Gefäßwandungen angreift, und die einzige primäre Erscheinung von der

Blasenbildung.

Da die meisten Schädlichkeiten, mögen sie von außen oder von innen die Haut heftig treffen, auch die Epithelschicht direkt oder indirekt tangieren, der Serumaustritt aber immer nach der geschädigten Stelle hin erfolgt, so ist es verständlich, daß bei der entzündlichen Hyperämie und der serös-zelligen Infiltration im Verhältnis zur Epithelläsion, wie wir das bereits erwähnt hatten, gewöhnlich eine gewisse Menge Serum von der Kutis in die Epithelschicht eindringt. Bei Schädigungen geringeren Grades beträgt der Serumaustritt in die Epithelschicht gerade nur so viel, daß er die interspinalen Lymphräume mehr oder minder ausdehnt und sich in die lädierten Zellen des Rete Malpighii einsaugt, wo wir dann von einem (inter- und intrazellulären) Ödem der

---

Blutung gebildet wird [direkt durch die von Bakterienembolie hervorgerufene, verstopfende und toxische, oder rein endogen-toxische Gefäßwandalteration, z. B. bei dem Bazillus haemorrhagicus (Kolb), oder indirekt durch die im Blute kreisenden Bakterien, z. B. durch den Bacillus purpurae haemorrhagicae (?) (Letzerich)]. All dies ist jedoch noch weiter zu untersuchen, und die Untersuchungen selbst sind auch zu separieren je nach dem primär-entzündlichen oder nicht entzündlichen Charakter der Läsionen. Es scheint aber jetzt nicht mehr wahrscheinlich, daß bei so vielen hämorrhagischen Läsionen von einer einheitlichen Pathogenese die Rede wäre. Sogar bei den rein exogenen oder rein endogenen, bakteriellen oder toxischen Blutungen können mehrere Entstehungsarten möglich sein.

Epithelschicht sprechen. Am wenigsten ausgesprochen sehen wir dies bei den verschiedenen Urticae, ausgenommen bei gewissen Urticae der Säuglinge.

Bei Epithelschädigungen höheren Grades, wie wir dies bei sehr vielen Dermatitiden beobachten, extravasiert eine größere Menge Serum in die Epithelschicht, reißt stellenweise, hauptsächlich im Zentrum der Läsionen die lädierten Epithelzellen aus ihrem Zusammenhang, oder schiebt die Zellen und die Zellteile auseinander, nimmt die so entstandenen Hohlräume, weiter den Platz der zugrundegegangenen Zellen ein und füllt ihn infolge des kontinuierlichen Flüssigkeitszuflusses ständig aus. So entstehen die mit Serum erfüllten Hohlräume verschiedener Größe, Bläschen und Blasen, auf den entzündlichen Gebieten.[1])

Die durch die Schädlichkeit primär verursachte, verschiedengradige Schädigung der Epithelzellen ist bei der histologischen Untersuchung der meisten Blasen an einem Teil der auf dem Gebiete der Blasen übrig gebliebenen Zellen nachweisbar. Die Form und lichtbrechende Fähigkeit der Malpighischen Zellen ändert sich, die Zellen

---

[1]) Wahrscheinlich ist diese primäre Epithelschädigung die Ursache jener Erscheinung, daß bei einzelnen mit bullösen Läsionen einhergehenden Erkrankungen die Horn- oder Malpighischichte auf solchen Gebieten, wo nicht einmal eine Spur der Entzündung zu sehen ist, mit dem Finger mechanisch abgeschürft werden kann. (S. auch Neisser-Jadassohn, Krankh. d. Haut [Ebstein-Schwalbe], 1901, S. 241.)

färben sich schlecht, ihre Protoplasmafaserung geht zugrunde, ihr Zusammenhang wird gelockert. Manche Zellen
werden infolge des eingedrungenen Serum ödematös,
stark gedunsen, das Protoplasma trübt sich, die Kerne
werden fragmentiert, bald zeigen sie Vakuolen (Alteration cavitaire, Leloir); wieder bei anderen erscheint das
Bild vollständiger Verflüssigung (Kolliquationsnekrose),
oder Gerinnung (Koagulationsnekrose, Weigert) und
Zerfall, z. B. besonders bei den Zosterbläschen, bei
manchen Prurigobläschen (Darier), bei dem Anthraxbläschen usw.

Auf die mannigfache Bläschengestaltung haben die verschiedenen Grade und Eigenschaften all dieser Schädigungen
einen großen Einfluß.

Die Serumansammlung kann manchmal so geringfügig
sein, daß nur das Mikroskop das Bläschen ersichtlich macht
(mikroskopisches Bläschen), oder die Epithelschicht
nur durchtränkt, mazeriert erscheint. Sie ist aber meistens
massenhafter, wobei dann die darüberliegenden elastischen
Epithelzellen dem Drucke der Flüssigkeit nachgeben, sich
strecken, aber nicht reißen, und so eine über das Exsudat
platt oder halbkugelig sich herauswölbende, aus dem Niveau
der Haut sich heraushebende und sichtbare Hervorwölbung bilden.

Die entzündliche Basis, auf der die Blase sich
entwickelt, ist meistens gut wahrnehmbar, aber oft genug
hat sich das Serum in der Epithelschicht so rasch an-

gesammelt und dominiert dort in solchem Maße, daß es die übrigen entzündlichen Zeichen verdeckt und diese nur nach Platzen der Bläschen oder eventuell nur an der schmalen, das Bläschen umsäumenden Rötung erkannt werden können.

So entstehen die auch mit freiem Auge gut sichtbaren, sehr kleinen Bläschen (Vesiculae), und die Blasen verschiedener Größe (Bullae) bei den exogenen, traumatischen Dermatitiden (thermisch: Verbrennung, Erfrierung; chemisch: Arnika, Merkur, Terpentin, Zink. sulf., Jodoform usw.), infolge der Gifte von tierischen Parasiten, (z. B. des Acarus scabiei-Weibchens), der pflanzlichen Parasiten, (z. B. durch das Gift des virulenten Achorion Schönleini und Trichophytonpilzes auf der unbehaarten Haut), bei den durch äußere Bakterien hervorgerufenen Dermatitiden [staphylogene Phlyktänen, streptokokkogene Bullae (letztere bei Phlegmone, Erysipel, Impetigo contagiosa), durch den Anthraxbazillus hervorgerufene Bläschen und Blasen etc.]; ferner bei den hämatogen-bakteriellen, bei den hämatogen-bakteriotoxischen oder autogen-toxischen Dermatitiden[1]), oder schließlich bei den durch interne Medika-

---

[1]) Zum Beispiel bei allgemeiner Streptokokkeninfektion, bei dem verschiedenartigen infektiösen Erythema polymorphe, nach Injektion von Streptokokkenserum, bei den Pemphigusarten und Pemphigoiden, bei dem sog. Pemphigus neonatorum, bei den varizelliformen und pemphigoiden Syphiliden, bei den pemphi-

mente verursachten Dermatitiden (nach Antipyrin, Sul-
fonal, Aspirin, Pyramidon, Jod- und Bromsalzen, **Arsen,**
Kopaiva usw.).

Die mit serösem Inhalt gefüllten Hohlräume **können**
je nach der Örtlichkeit der Schädigung in variierender
Höhe der Epithelschicht angetroffen werden, so: **entweder**
gleich zwischen **Papillar- und** Epithelschicht (sub-
epidermale Blase) z. B. manchmal bei dem **Herpes**
genitalis (Unna), bei dem Erysipelas bullosum, **bei sep-**
tischen Blasen, bei dem sog. Pemphigus bullosus **chroni-**
cus, häufig bei der sog. Dermatitis herpetiformis **Duhring;**
oder in der **Epithelschicht** selbst (intraepidermale
Blase), und zwar in der **Malphighischen Schicht** (z. B.
bei dem Pemphigus neonatorum, bei dem **Pemphigus**
bullosus chronicus usw.); oder subkorneal, z. B. bei
der Impetigo contagiosa, gewöhnlich bei dem **Herpes**
genitalis.

Entsprechend ihrer Lage in verschiedener **Höhe** der
Epithelschichten können die Blasendecken **verschieden**
dick sein; die Decke der **subepidermalen** (subepithelialen) Blase bildet das Epithel, die Basis die **entzündlich**
infiltrierte Papillarschicht, die Decke der **intraepider-**
malen Blase entweder die Hornschicht oder auch einzelne
Zellreihen der Malpighischicht.

---

goiden Lepraformen, bei der bullösen Form des **Lupus erythe-**
matosus und bei der endo- oder exogenen (?) Pellagra.

Die Bläschen und Blasen können dann, wie wir das oben gesehen, auch bei ein und derselben Krankheit in verschiedenen Schichten, ebenso bei verschiedenen Erkrankungen in gleichen Schichten und Höhen sitzen.

Wenn sie in der Malpighischicht sitzen, kommt es in sehr vielen Fällen vorerst auch zu einem intra- und interzellulären Ödem[1]) und dann erst zur multilokulären Bläschen- und Blasenbildung, d. h. es gehen sehr bald kleinere Komplexe der primär beschädigten Stachelzellen ganz zugrunde und ihre Stellen werden von der eindringenden Flüssigkeit okkupiert, während die noch widerstandsfähigen Zellen in verschieden dicken Strängen zusammenhängend, wie Zwischenwände, Septa, die angesammelte Flüssigkeit trennen und so zur Bildung eines Maschenwerkes führen. Solche sehen wir z. B. bei den Blattern, bei den varizelliformen streptokokkogenen Blasen (Unna), öfters bei den Verbrennungsblasen, bei dem Zoster (Haight) usw.

Die kleinen Hohlräume fließen dann nach der Nekrose und Einschmelzung der Zwischenwände ebenfalls, und zwar verschieden schnell, in mehrere größere oder einen großen Hohlraum zusammen; in letzerem Falle sprechen wir

---

[1]) Es zeigen sich nämlich nur mikroskopisch wahrnehmbare Flüssigkeitsansammlungen in den interzellulären Lymphräumen und in den primär beschädigten Epithelzellen, und führen zu dem Bilde, welches unter dem Namen Spongiose (Unna) bekannt ist.

von einer unilokulären Blase, (z. B. bei manchen exogenen chemischen Dermatitiden und bei dem Zoster (Unna).

Sehr oft dagegen entstehen auch in der Malpighischicht schon ab origine unilokuläre, und zwar verschieden große Blasen, dann nämlich, wenn unter der Einwirkung der Schädlichkeit plötzlich oder sehr schnell eine größere Epithelschädigung zustande kommt, so daß die eindringende Flüssigkeit schon eine größere Lücke oder Inkohärenz vorfindet, z. B. oft bei der sog. Dermatitis herpetiformis Duhring, bei den bullösen Erythemen, bei dem sog. Pemphigus bullosus chr., beim Erysipel, stets bei der Kantharidin-dermatitis und bei der Epidermolysis hereditaria bullosa.

Die Blasen können, wie wir gesehen haben, bei ein und derselben Erkrankung verschieden groß sein, sind aber im allgemeinen sehr klein bei den exogenen chemischen Dermatitiden, größer im Gefolge der Einwirkung von Varizellenvirus und internen Medikamenten. Sie erreichen eine bedeutende Größe bei Verbrennungen, Erfrierungen, bei den sog. Pemphigusarten und Pemphigoiden, bisweilen bei dem Erythema polymorphe, oft bei allgemein septischen Infektionen, bei Mezereum-, Kantharidin- und Senfdermatitiden.

Den Inhalt der Blasen bildet Serum, in verschiedenem Grade degenerierte Epithelzellen, geronnenes fibrilläres oder körniges Fibrin, und meistens Leukozyten in verschiedener Zahl, und zwar hauptsächlich polynukleäre —

die bei manchen Krankheiten (bei den Pemphigusarten, Zoster, Erythema polymorphe, Kantharidinblasen), zahlreiche eosinophile Granulationen haben, — seltener vereinzelte rote Blutkörperchen. Aus der Epitheldecke mancher größeren Blase ragen Teile der Haarbälge und Schweißdrüsenausführungsgänge in die Höhe (z. B. bei der Pemphigusgruppe).

3. Eitrige Hautentzündung.
(Pustel, Phlegmone, Abszeß.)

Wir haben im vorhergehenden gesehen, daß bei den meisten Entzündungen, welche Ätiologie sie immer haben mögen, gleichzeitig mit der Exsudation auch an Zahl verschiedene, aber meistens nur so wenige mono- und polynukleäre weiße Blutkörperchen auswandern, daß sie nur mittels Mikroskop wahrnehmbar sind. Nach Einwirkung gewisser, mit starken chemotaktischen Eigenschaften versehener, also spezifischer Schädlichkeiten kann aber die Emigration polymorphkerniger weißer Blutkörperchen in die Kutis und Subkutis so massenhaft sein, daß sie schon klinisch konstatiert werden kann. Diesen Grad der Entzündung nennen wir eitrige Entzündung, Dermatitis suppurativa, und sprechen von Pusteln, Phlegmonen und Abszessen.

Heute wird allgemein angenommen, daß diese spezifischen Schädlichkeiten beinahe ausnahmslos von außen oder innen in die Haut gelangte, sehr virulente und stark gewebszerstörende Bakterien verschiedener Arten und deren Toxine sind.[1])

Es folgt dann hier der Gewebsalteration sofort Gefäßerweiterung, serös-zellige Exsudation, so daß eine Zeitlang meistens nur einfache entzündliche Infiltration, das Bild der Dermatitis, wahrnehmbar ist; aber bald setzt in der Richtung zum Krankheitserreger und zu der Läsionsstelle hin eine massenhaftere Leukozytenemigration ein, welche die Auflösung des abgestorbenen oder geschädigten Gewebes, dessen Verflüssigung, eitrige Einschmelzung (Histolyse) und so Höhlenbildung nach sich zieht.

---

[1]) Dennoch wäre es, angesichts der Untersuchungen von v. Sehlen und von Frédéric, ungerechtfertigt zu leugnen, daß die Eiterungen, welche im Gefolge der zu therapeutischen Zwecken äußerlich angewandten chemischen Mittel: wie Ol. sinapis, Ol. crotonis, Merkur, Teer, Pyrogallol, Chrysarobin, chemisch verunreinigtes Vaselin, oder infolge von Beschäftigung mit ranzigen Fetten und Ölen, Petroleum und Terpentin auftreten, nicht auch durch diese chemischen Mittel allein verursacht werden könnten, unabhängig von jedem Bakterium, (wir wissen nämlich, daß man in diesen Fällen gewöhnlich eine sekundäre Hinzugesellung von Bakterien zur Erklärung der Eiterung annimmt) besonders wenn wir in Betracht ziehen, daß an Tieren durch äußerlich zu Versuchszwecken applizierte chemische Mittel (Chlorzink, Terpentin, Krotonöl, Senföl, Merkur, Ammoniak, Tartarus stibiatus, Lapis, Alkohol usw.) aseptische Eiterung hervorgerufen wurde, und daß auf hämatogenem Wege in die Haut gelangte Jod-Bromsalze für sich allein auch beim Menschen Suppuration bewirken können.

Dies bedeutet, daß es zur Lokalisierung, Unschädlichmachung und Eliminierung gewisser, sehr virulenter Bakterien und ihrer Toxine außer dem Blutserum noch gewisser Blutzellen, in erster Linie einer größeren Menge der polynukleären Leukozyten bedarf, und daß erst dann, wenn diese ihre Aufgabe gelöst, die Reihe an andere Blutzellen, an die mononukleären Leukozyten, und dann an die zum Ersatz des fehlenden Gewebes dienenden Zellen kommt.

Daß dann die Eiterung tatsächlich im Gefolge des intensiveren Bakterientoxins entsteht, wird aus dem Umstande klar, daß nicht einmal die Bakterien, um die es sich gerade handelt, immer zu Eiterung führen, sondern daß in ihrem Gefolge auch verschiedene Grade der Entzündung beobachtet werden können. So sehen wir neben der eitrigen Exsudation auch einfache seröse, oder serös-zellige Dermatitiden durch ein und denselben Krankheitserreger hervorgerufen an ein und demselben Individuum. Dies sehen wir gleichmäßig im Gefolge äußerer oder hämatogener Infektion. Es ist daher sicher, daß zur massenhafteren Auswanderung von weißen Blutkörperchen,

---

Auch meine eigenen Untersuchungen ergaben bei den nach Anwendung von Krotonöl, Empl. mercuriale, Ungt. ciner., Teer- und Pyrogallolsalben entstandenen Pusteln sowohl histologisch, als auch kulturell einigemal das gänzliche Fehlen der eitererregenden Bakterien.

die Anwesenheit gewisser **Bakterien** nicht hinreichend ist, sondern es ist auch deren **genügende Anzahl und Virulenz** erforderlich.

Deshalb können wir auch bei den mit **Eiterung** einhergehenden Entzündungen den bakteriellen Erreger häufiger nachweisen, und zwar sowohl kulturell, als auch mikroskopisch, während dies bei einzelnen, durch dieselben Bakterien hervorgerufenen, **nicht** eiternden Läsionen (entzündliche Hyperämie, serös-zellige Exsudation) seltener oder gar nicht der Fall ist. In den letzteren waren sie nämlich entweder in spärlicherer Anzahl vorhanden oder waren weniger virulent.

Solche Eiterung hervorrufende Bakterien sind in erster Reihe die banalen, ubiquitären Staphylokokken (pyogenes aureus oder albus, oder beide zusammen), welche entweder **primär** oder **sekundär** die Haut angreifen. Von letzterem sprechen wir, wenn die Staphylokokken in ein bereits entzündetes Hautgebiet eindringen. So können z. B. die meisten Vesiculae und Bullae, ganz gleich welcher Ätiologie, durch die in den Follikeln und Poren der Decke saprophytisch lebenden Staphylokokken infiziert werden, sodaß sich infolge davon durch die massenhafte Leukozytenemigration der Blaseninhalt durch die Menge der Zellen trübt, sich grau oder weiß und schließlich ganz gelb färbt. So sehen wir z. B., daß die Blasen von Verbrennungs- und Erfrierungs-, endogen-toxischen, oder durch äußere chemische Mittel und Medikamente verursachten Dermatitiden bald in Eiterung übergehen, in welchem Falle die Kliniker von eitrigen Blasen, von Vesico-phlyctäno-Pusteln sprechen. Infolge dieser Sekundärinfektion entsteht gewöhnlich um die eitrig gewordene Blase herum eine lebhafte Hyperämie und neuerliche Exsudation, eventuell sogar eine kreisförmige Vesicopustula.

Wenn die virulenten eitererregenden Bakterien primär z. B. in das Epithel eindringen, dann entstehen schon ab origine hirsekorn- oder erbsengroße serös-eitrige oder überhaupt eitrige Bläschen, welche die Kliniker Pusteln nennen.

Wir können ruhig behaupten, daß die meisten ab origine eitrigen Blasen, die wir auf der Haut entweder für sich allein oder als Komplikation einer anderen Hautveränderung sehen, durch die Invasion dieser banalen Bakterien in die Haut von außen (banale Pyodermitis), sehr selten auf hämatogenem Wege (Pustulosis pyämica, Unna), verursacht werden.

Es bewirken aber auch andere Bakterien Eiterung, und zwar primärer Art, in dem Epithel. So verursachen die auf hämatogenem Wege eingedrungenen Krankheitserreger der Blattern und der unter dem Namen Impetigo herpetiformis bekannten (pyämischen?) Erkrankung, die Bazillen des Malleus, sehr selten die auf hämatogenem Wege hingelangten Streptokokken (z. B. die blatternartigen Exantheme der Phlyctänosis streptococcogenes, Unna), ferner der von außen und innen in das Epithel eingedrungene Bazillus pyocyaneus, Pusteln. Ja sogar das Bakterium der Tuberkulose und die Luesspirochäte können Eiterung hervorrufen, und zwar das erstere bei der allgemeinen miliaren akuten Hauttuberkulose (Leichtenstern), bei der Folliculitis und Acne scrophulosorum, bei der Folliculitis ulcerosa (Lukasiewicz) und Folliclis; die letzere in Form von oberflächlichen und tiefen Pusteln bei der Lues maligna.

Oft genug ziehen auch von außen in das Epithel gelangte Schimmelpilze (eine Art des Trichophyton verursacht das Kerion Celsi), seltener die Hefepilze (an mehreren Fällen eigener Beobachtung bei Saccharomycetendermatitis) massenhafte Leukozytenemigration in das Epithel nach sich.

Die Lokalisation, Größe und Form der eitrigen Blasen und Pusteln kann ebenso variieren, wie wir das bei den Vesiculis und Bullis beschrieben haben. Wenn aber die von außen eindringenden Bakterien in schon präformierte, natürliche Epithelhohlräume, z.B. in die Follikel, Schweißdrüsenausführungsgänge oder Talgdrüsen hineingelangen und dort ihre Wirkung entfalten, so sammeln sich die Leukozyten in erster Reihe dort an, und wir sprechen dann von Folliculitis, Akne und Periporitis suppurativa (Lewandowsky 1906).

Mit der scheinbar epithelialen Eiterung kann auch gleichzeitig schon Eiterung des Bindegewebes vorhanden sein, so daß sehr oft von epidermico-dermalen Pusteln die Rede ist. Die eitrige Einschmelzung des Epithels und der oberen Schicht des Bindegewebes sehen wir im Gefolge der von außen in die Talgdrüsengebilde, oder in die Schweißdrüsenausführungsgänge, oder von diesen unabhängig in das Epithel eingedrungenen Bakterien, z. B. der Staphylokokken, (Akne, Perifolliculitis, Periporitis suppurativa), des Bacillus pyocyaneus, des Bacillus Ducrey, oder im Gefolge der auf hämatogenem Wege in das Bindegewebe gelangten Bakterien, z. B. der Staphylokokken (im Falle Fingers [1896] bei Dermatitis pyaemica circumscripta suppurans, Pseudofurunculosis pyaemica), des Blatternerregers, des Malleusbazillus, des Tbc. bacterium, oder der Luesspirochäte, sogar, wie ich das oben bemerkt hatte, im Gefolge von Jod- und Bromsalzen (z. B. die perifollikulären, die akne-, furunkel- und karbunkelartigen Jod- und Bromexantheme).

Der Inhalt der Pusteln besteht also hauptsächlich aus polymorphkernigen Leukozyten, abgestorbenen Epithelzellen oder deren Trümmern und, wenn auch das Bindegewebe zum Teil eingeschmolzen ist, aus abgestorbenen Bindegewebszellen, aus den Trümmern kollagener und elastischer Fasern und wenigem Serum. Das angesammelte Exsudat gerinnt meistens infolge der Einwirkung der Leukozytenenzyme (Leber) nicht.

Die eitrige Infiltration der Subkutis und Submukosa bezeichnen wir mit dem Namen Phlegmone, die eitrige Einschmelzung mit dem Namen Abszeß. Wir sehen so umschriebene Phlegmonen und Abszesse zuweilen im Gefolge der von außen in das subkutane Bindegewebe eingedrungenen Staphylokokken und einer Art des Trichophyton (Trichophytia profunda), im Gefolge der Streptobazillen, die durch die Lymphgefäße in das subkutane Bindegewebe hineingelangen (bubonulus), im Gefolge des Aktinomyzespilzes usw., oder im Gefolge der auf hämatogenem Wege eingedrungenen Staphylokokken (Pyämie), Pneumokokken, Gonokokken, Typhus- und Kolibakterien, Malleusbazillen, Luesspirochäten (akut zerfallende subkutane Knoten), der Tbc.-bazillen (akutes Skrophuloderma, multiple kalte Abszesse). Diffusere Phlegmonen und Abszesse sehen wir hauptsächlich im Gefolge der von außen in das subkutane Bindegewebe gelangten Streptokokken und Kolibakterien.

*   *
*

Subjektive Erscheinungen.

Die akut entzündlichen Hautveränderungen begleiten gewöhnlich subjektive Erscheinungen: Jucken, Stechen, Brennen usw. Diese führen die meisten Autoren auf die Durchtränkung, Spannung und Kompression der Nervenfasern zurück, die durch die akute und plötzliche Exsudation verursacht wurde, und nur einzelne auf den Krankheitserreger selbst. Ich, für meinen Teil, schließe mich jenen an, die besonders das Jucken aus der direkten

Einwirkung des Krankheitserregers speziell auf die im Epithel endigenden Nervenfasern erklären, und zwar aus folgenden Gründen:

1. Wir kennen ein exogenes und hämatogenes heftiges Jucken, das weder von Exsudation begleitet noch gefolgt wird.

So verursachen äußere physikalische Einwirkungen (kalte und warme Luft) bei vielen Leuten abends beim Entkleiden nicht lokalisierten oder lokalisierten Pruritus, wieder bei anderen nur im Winter oder nur im Sommer (Pruritus hiemali set aestivalis), oder es tun dies ausnahmsweise äußere, chemische Mittel (Rasierseife, Schweiß, häufiges Baden, das letztere durch Fettentziehung und Austrocknung); schließlich verursachen mechanische Einwirkungen (falsch gewachsene Haare, stachelige Haare, Kleider, Flanell- und Baumwollhemden) Jucken, ohne jede exsudative Erscheinung. Substanzverluste, Wunden jucken gleichfalls, wenn sie sich mit Epithel überziehen.

Im Gefolge hämatogen-toxischer Stoffe sehen wir heftiges Jucken ohne jede Exsudation, und zwar sehr häufig schon frühzeitig bei Diabetes, Gicht, Lebererkrankungen, Morbus Addisoni, Basedowii, Niereninsuffizienz, Nephritis, akuten und chronischen Magen- und Darmerkrankungen, nach Hineingelangen des Zuckers, der Gallensäuren oder anderer Leberstoffe, der supponierten toxischen, autotoxischen Substanzen in die Haut.

Ähnlich sehen wir auch nach Einwirkung von inneren Heilmitteln (Morphium, Opium, Kokain usw.), weiter im Gefolge von Nahrungs- und Genußmitteln (Tee, Paprika, Pfeffer, Würstel, Fische, Muscheln, Erdbeeren) Jucken ohne Exsudation.

Auch den senilen Pruritus können wir mit Hineingelangen von autotoxischen Substanzen auf hämatogenem Wege in die Haut erklären, und sicherlich wird in mehr und mehr Fällen durch sorgsame Untersuchung diese Art der Pathogenese des Pruritus klar. Die Annahme eines vom zentralen Nervensystem ausgehenden Pruritus wird immer mehr und mehr eingeengt, obwohl wir an einem rein psychisch bedingten Pruritus einstweilen festhalten müssen.

2. Wir kennen zahlreiche Krankheiten, die mit entzündlichen Hautveränderungen einhergehen, und bei denen oft wochen- oder monatelang allgemeiner Pruritus den anatomischen Hautveränderungen vorausgeht; oder es entsteht nach dem Erscheinen der letzteren, und unabhängig von diesen, selbständig, anfallsweise Pruritus, z. B. bei der sog. Dermatitis herpetiformis, oder bei dem sog. Pemphigus pruriginosus, und bei der Mykosis fungoides usw.

3. Es sind uns auch Krankheiten bekannt, bei denen im Gefolge ein und derselben Krankheitsursache einmal nur Pruritus, das andere Mal auch juckende entzündliche Erscheinungen zu konstatieren sind. So kennen wir den

Pruritus und die **Prurigo** gravidarum = gestationis, weiter den **Menstruations-**, leukämischen und pseudoleukämischen Pruritus, und ebensolche juckende entzündliche Läsionen, und endlich den bei Basedow vorkommenden Pruritus und die Urtika.

4. Wir kennen auch solche Krankheiten, bei denen der **Pruritus** primär ist, und bei denen sich erst später spontan, oder auf das Kratzen entzündliche Erscheinungen zeigen. Wenn wir in diesem Falle die erkrankten Gebiete von einem Trauma hermetisch abschließen, so kann man nur Jucken konstatieren, aber keine Exsudation.

Bei anderen Krankheiten tritt das Jucken **zugleich** mit der Entzündung auf, oder die Exsudation ist das primäre, der Juckreiz das sekundäre; eventuell vergrößert sich die Exsudation infolge des Kratzens, wie z. B. bei urticariellen und pruriginösen Hautkrankheiten, bei der Urtica gastrica, bei der infantilen und juvenilen, akuten und chronischen Prurigo (Strophulus, Lichen strophulus, Lichen urticatus, Lichen simplex, Prurigo Hebra, P. temporanea, Neurodermitis circumscripta et diffusa u. s. w.).

5. Wir kennen hingegen viele im Gefolge von heftig wirkenden Schädlichkeiten auftretende entzündliche Veränderungen, bei denen **kein Pruritus** vorhanden ist. So finden wir auch bei zahlreichen urticariellen Hautveränderungen keinen Pruritus; besonders die Riesenurticae, das Ödema Quincke, gehen selten mit Jucken einher. Auch

bei vielen akuten Erythemen, ja sogar bei manchen bullösen Dermatitiden (Pemphigus bullosus, vegetans usw.) und bei der Acne vulgaris konnten wir kein Jucken konstatieren. Die tiefer gelegenen Veränderungen verursachen eher Schmerzen. Die mehr chronischen Entzündungen [luetische Veränderungen, nicht einmal das akute, urtikarielle Erythem, noch auch die pustulösen Ausschläge, tuberkulöse Veränderungen (Lupus und Tuberkulide), die Lepride, Rhinosklerom, Sarkoide, Sklerodermien, Dermatitis atrophicans usw.] gehen im allgemeinen nicht mit Jucken einher; wenn es aber der Fall ist, dann ist das Jucken sehr heftig, z. B. viele Läsionen der Mycosis fungoides, die Efflorescenzen des Lichen planus. Auch die Hauttumoren (Cca, Sa) gehen nicht mit Jucken einher, ausgenommen das Leiomyom.

6. Die nicht entzündlichen Ödeme, also einfachen Transsudate verursachen, auch wenn sie plötzlich entstehen, sofern sie nur keine toxischen Substanzen enthalten, nie subjektive Erscheinungen, und es ist nicht anzunehmen, daß bei dem entzündlichen, also exsudativen Serum, der Eiweißüberschuß die subjektiven Erscheinungen hervorrufe.

7. Ebenso verursachen auch die Hautblutungen niemals Jucken, selbst wenn sie in das Epithel erfolgt sind, wofern mit dem Blute kein toxischer Stoff ausgetreten ist.

* * *

Mit all dem will ich nicht behaupten, daß das Exsudat, infolge Zerrung und Druck, keine Nervenalteration hervorrufen könnte, sondern nur, daß die prädominierenden subjektiven Erscheinungen, speziell Jucken und Brennen, nicht durch dieses hervorgerufen werden.

Infolgedessen erscheinen mir folgende Punkte als sicher:

1. Die subjektiven Erscheinungen, die durch Parasiten oder andere Tiere hervorgerufen werden, und die von entzündlichen Veränderungen begleitet oder gefolgt sind, werden durch die Einwirkung der giftigen Tiersekrete auf die Nervenendungen verursacht, und zwar je nach dem Gifte in verschiedenem Grade. Es bewirken daher die giftigen Substanzen der Wanzen, Flöhe, Läuse, Sarkoptes, Mücken, Bienen und Wespen usw. einerseits eine zur Entzündung führende Gewebsschädigung, andererseits eine Nervenalteration.

2. Bei den im Gefolge von pflanzlichen Parasiten wahrgenommenen Schädigungen, z. B. bei dem Trichophyton, rufen toxische Fermente die Gewebsschädigungen und das Jucken hervor.

3. Ähnliche Verhältnisse bestehen auch bei den durch gewisse Pflanzensäfte auf der Haut beobachteten Entzündungen (z. B. durch Urticacäen, Primulacäen, die giftigen Thymolacäen [Daphne, Mezereum, Laureola, Gnidium] durch die Thapsien, Anakardien, Rhus toxicodendron, Ranunkulacäen, die giftigen Aroidäen usw. usw.)

4. Das bei den im Gefolge von äußeren chemischen Mitteln, z. B. Jodoform, Sublimat, Terpentin usw.
auftretenden Dermatitiden und „Ekzemen" wahrgenommene
Jucken kann auf die direkte Einwirkung dieser Mittel bezogen werden.

5. Das Jucken bei Hautentzündungen, die durch
manche hämatogen in die Haut gelangende Medikamente (Antipyrin, Salizyl, Chinin, Morphin, Trional usw.)
verursacht sind, ist der Wirkung dieser Mittel zuzu-
schreiben.

6. Auch das Jucken, welches die Erytheme und
Urticae begleitet, die durch hämatogen-bakterielle
oder andere toxische Substanzen verursacht sind (z. B.
die gastritischen Urticae, Strophulus, Prurigo, Dermatitis
herpetiformis Duhring, Lichen circumscriptus chronicus
Vidal) entsteht in ähnlicher Weise. Daher bildet z. B.
zwischen den sogenannten Neurodermien und Neuro-
dermitiden nur das den Unterschied, daß bei den
ersteren die Krankheitsursache nur die Nervenendigungen
alteriert, die Gewebe aber primär nicht schädigt und so
eine regenerative Entzündung nicht entsteht, während
bei den letzteren, außer der Alteration der Nervenendigung,
gleichzeitig auch Gewebsschädigung mit sofort einsetzender
entzündlicher Exsudation vorhanden ist. Dort aber, wo
durch das Kratzen exsudative Läsionen entstehen (Prurigoknötchen, Urticae factitiae), verhilft das hierdurch bedingte
Trauma zur Bildung eines Locus minoris resistentiae

7*

im Gewebe, und es entsteht Gewebsalteration und Exsudation.

So kommt infolge der häufig sich wiederholenden traumatischen Einwirkungen, hauptsächlich auf der juckenden Haut, die Hyperplasie der Reteleisten und Papillen, mit dem deutlichen Hervortreten der Hautfurchen, d. h. Lichenifikation zustande.

Aus all dem wird klar, daß die das Jucken verursachende Schädlichkeit, ob von innen oder von außen, immer ins Epithel, wo die Nervenfasern frei endigen, gelangen muß.

Was die Schmerzempfindung betrifft, so ist es nicht unmöglich, daß diese eine selbständige ist, d. h., daß für sie gesonderte periphere Endungen vorhanden sind, aber es ist auch nicht unmöglich, daß sie nur durch Reizung der tiefer gelegenen Nervenabschnitte hervorgerufen wird. All dies, sowie die Frage, ob auch hier chemisch differente Stoffe oder mechanische Ursachen, der Druck des Exsudates usw., eine Rolle spielen, wäre ab initio zu untersuchen.

VI. Vorlesung.

Der Verlauf und Ausgang der verschiedenen Formen
der akuten Hautentzündung.

Größe, Form, Zahl und Wachstum der Elementarläsionen.
Rückbildung des einfachen und exsudativen Erythems
und der Dermatitis. Schuppenbildung und Abschuppung.
Rhagaden. Rückbildung der Urtika. Rückbildung der blasigen Dermatitiden. Erosion und Exkoriation. Nässende Dermatitis. Krustenbildung. Subkrustöse Heilung. Papilläre und
epitheliale Hyperplasie. Epithelzysten. Rückbildung der
eitrigen Dermatitis. Einfache Wunden. Geschwürsbildung.
Narbenbildung. Hyperplastische Narben. Hyperpigmentation.

***

Der Verlauf und Ausgang der verschiedenen Formen der akuten Hautentzündung.

***

Größe, Form, Zahl und Wachstum der Elementarläsionen.[1]) Nicht nur die ursprüngliche Größe
der Elementarläsionen der verschiedenen Formen akuter
Hautentzündung (entzündliche Hyperämie, Dermatitis,

---

[1]) S. auch: a) Neumann, Lehrb. d. Hautkr., 1876, S. 68; b) Unna,
l. c. S. 120 u. 192; c) Neisser-Jadassohn, l. c. S. 20 u. 485; insbesondere d) Török, A börkórtan kézikönyve, 1898, S. 46 u. 83,
u. Spezielle Diagnostik der Hautkr. 1906, S. 38 u. 39.

Urtika, Dermatitis suppurativa), sondern auch deren ursprüngliche Form ist ganz abhängig von den Eigenschaften des betreffenden Krankheitserregers, von dessen biologischen Eigentümlichkeiten, weiter von Einwirkungsart, Einwirkungsstelle, ob von der Oberfläche in die Tiefe, oder umgekehrt, und von den speziellen Eigenschaften der angegriffenen Gewebe.

Die Form der Elementarläsion kann unregelmäßig, aber scharf begrenzt sein, infolge der scharf begrenzten Einwirkungsstelle irgendeines äußeren physikalischen (z. B. hohe Temperatur) oder chemischen Agens, mit feinen Fortsätzen, oder zickzackförmig (z. B. bei Morbilli, Rubeola, Variolaerythem), rundlich (z. B. bei manchen hämatogen-bakteriellen, alimentär-toxischen oder medikamentösen Exanthemen, nach Aspirin, Antipyrin, oft nach Jodkali usw., ferner im Gefolge mancher von außen einwirkenden Mikroorganismen, oder bei Schimmelpilzen). Die Ursache der kreisförmigen Begrenzung ist, daß der Krankheitserreger im Epithel oder in der Kutis von einem Zentrum nach allen Richtungen hin vollständig gleichmäßig wirkt, was bei den pflanzlichen Parasiten und manchen exogen oder hämatogen sich ansiedelnden Bakterien, von ihren biologischen Eigentümlichkeiten abhängt. (Rundliche Formen der Kulturen.)

Die Zahl der Elementarläsionen hängt von der Zahl der angegriffenen Punkte ab. Manche Schädlichkeiten befallen nur gewisse begrenzte Gebiete, in spärlichen, verstreuten Herden (z. B. das Bacterium Typhi den Bauch), andere wieder die ganze Haut oder einen großen Teil, (z. B. Skarlatina, Rubeola, Morbilli, Typhus exanthem. usw., und oft die äußeren und inneren Medikamente). Gewisse Krankheitserreger ziehen, obwohl sie in kurzer Zeit sich über die ganze Hautdecke, z. B. auf hämatogenem Wege ausbreiten, immer nur durch Inseln gesunder Haut getrennte Elementarherde nach sich (z. B. Morbilli, Rubeola), die nie in gleichmäßige, kontinuierliche, entzündliche Flächen zusammenfließen. Andere greifen wieder, wiewohl sie anfangs gleichfalls voneinander separierte punktförmige oder kleinfleckige Reaktionen nach sich ziehen, so nahe nebeneinander gelegene Punkte an, daß auch die Elementarläsionen sich so dicht aneinanderreihen, daß sie verschmelzen, und kleinere oder größere uniforme entzündliche Flächen entstehen, wie z. B. nach äußerer oder innerer Einwirkung gewisser Medikamente, und nach Einwirkung des Skarlatinavirus.

Seltener greift die hämatogene Schädlichkeit in Form eines halben oder ganzen Ringes oder Reifes die Haut an, mit Auslassung des zentralen Teiles, als ob dieser immun wäre. Die Folge davon ist ein ziemlich selten vorkommendes, ab origine ring- oder reifartiges kontinuierliches oder durch gesunde Zwischenräume unterbrochenes entzündliches Gebiet. Bei Erythemen, die nach Jodkali und unbekannten hämatogenen Schädlichkeiten aufgetreten sind, habe ich dies einige Mal gesehen.

Das Wachsen und die Ausbreitung der Elementarläsionen selbst geht derart vor sich, daß die Schädlichkeit in der Haut von der Angriffsstelle aus gegen die Peripherie sich ausbreitet und die entzündliche Reaktion, wie bekannt, ihr auf dem Fuße folgt. Wir wissen nämlich, daß die pflanzlichen Parasiten und die Mikroorganismen, z. B. die Staphylo- und Streptokokken, sowie die Streptobazillen in der Haut von der Ansiedelungsstelle aus aktiv vordringen, und wir nehmen an, daß auch die chemischen Stoffe, ob sie von außen oder auf dem Blutwege in die Haut gelangt seien, sich leicht in die Umgebung einsaugen.

Die Form der wachsenden und sich ausdehnenden Läsionen hängt wieder nur von den Eigentümlichkeiten des Krankheitserregers und von den anderen, oben erwähnten Bedingungen ab, sie kann also unregelmäßig, mit Fortsätzen oder rund sein. Die von diesen Bedingungen abhängige Form können sie auch dann beibehalten, wenn 2—3 sich ausbreitende benachbarte Elementarläsionen an ihren Grenzen aneinanderstoßen. Dann wandeln sich die zwischen den sich nähernden Grenzen befindlichen intakten Teile infolge der Einwirkung des von 2—3 Seiten vordringenden Krankheitserregers gleichfalls in entzündliche Gebiete um, und bilden das Zentrum der 2 oder 3, jetzt bereits vereinigten Läsionen. So entstehen dann die achter-nierenförmigen, hemi- oder polyzyklischen usw., aber auch ganz unregelmäßigen, zickzackförmigen, größeren, bisweilen riesengroßen entzündlichen Gebiete.

Rückbildung. Die Phänomene der akuten Hautentzündung verschwinden meistens ebenso rasch, wie sie entstanden, und zwar von selbst, ohne jeglichen ärztlichen Eingriff, weil die Schädlichkeit, die sie hervorgerufen hat, auch meistens flüchtig ist.

Sowie die krankheitserregende Schädlichkeit durch das Serum bis zur Wirkungsunfähigkeit verdünnt, durch Neutralisation unschädlich gemacht oder, wenn es ein Lebewesen war, getötet oder auf irgendeine Weise eliminiert worden ist und die Gewebsschädigung sich lokalisiert hat, lassen die bis jetzt zum Maximum gesteigerten entzündlichen Erscheinungen nach, und es wird dann das geschädigte Gewebe und das Exsudat resorbiert. Die Erweiterung der Gefäße kehrt bald, verschieden schnell, zur Norm zurück, die weitere Exsudation sistiert.

Wenn aber die Schädlichkeit mehr konstant ist und tiefer greifende Gewebsalteration hervorruft oder sich wiederholt, so ist auch die Hyperämie und Exsudation beständiger; hat die Schädlichkeit progressiven Charakter, so hält der entzündliche Prozeß im zentralen, zuerst angegriffenen Gebiet inne und involviert sich hier, entwickelt sich aber an der Peripherie in der Einwirkungsrichtung der Schädlichkeit von neuem.

Farbenwechsel. Betrachten wir zuerst den Verlauf der klinisch nicht durch Blasenbildung und Hämorrhagien komplizierten entzündlichen Hyperämien und

Dermatitiden. Bei jeder etwas länger andauernden, aber auch bei einer akut verlaufenden Dermatitis und entzündlicher Hyperämie ändert sich letztere vor ihrem Verschwinden in eine verschiedengradige und verschieden lang andauernde atonische Hyperämie um.

Es verengern sich nämlich mit Aufhören der Schädlichkeit zuerst die kleinen Arterien. Dies führt selbstverständlich zur Verringerung des Blutstromes und dadurch zur Verlangsamung des in den Kapillaren kreisenden Stromes, zu dessen Stauung, Sauerstoffverlust und gesteigertem Kohlensäuregehalt, und dadurch zur dunkleren Färbung der Hyperämie, die oft bis blaurot wird (venöse Hyperämie). Da aber die erweiterten Kapillaren in krankem, mit verschiedenartigem Exsudat durchtränktem, nicht mehr elastischem Bindegewebe liegen und daher nicht wie gewöhnlich komprimiert werden können, so bleiben sie ziemlich lang erweitert und behalten die blaurote Farbe verschieden lang bei, jedenfalls solange die Kapillaren und das sie umgebende Gewebe anormal ist. (Kromayer.) Besonders gut ausgeprägt ist diese Erscheinung an den Extremitäten, wo der Blutkreislauf ohnedies langsamer ist.

Und da diese atonischen Veränderungen immer an der ältesten Partie der Läsion, also im Zentrum beginnen, so ist die dunklere Verfärbung bei vielen Läsionen anfangs nur im mittleren Anteil sichtbar, im Gegensatz zu der noch ziemlich lebhaften, arteriellen Hyperämie an der Peripherie, wo die Krankheitsursache noch besteht, ja sogar fortschreitet. So entsteht im Mittelpunkt von vielen „erythematösen“, „dermatitischen“ Läsionen, als auf dem zuerst angegriffenen Gebiete, später eine bläulich-rote Verfärbung. Dies sehen wir besonders häufig und ausgeprägt bei den sog. exsudat. polymorphen Erythemen, wodurch sie immer hervorgerufen sein mögen; wir sehen das aber auch hauptsächlich an den unteren Extremitäten bei jeder Art von Dermatitis.

Die blaurote Farbe wird aber in obigen Fällen sehr oft nicht, oder nicht allein durch die atonische Hyperämie, sondern auch durch die Farbe von den mit dem Exsudat zugleich hinausgelangten, anfangs klinisch nicht konstatierten, roten Blutkörperchen hervorgerufen.[1]

Resorption des Exsudates und Abschwellung. Mit dem Aufhören der Exsudation wird das bereits ausgetretene Exsudat mit den eventuell nekrotischen Zellen zusammen (letztere nach gehöriger Vorbereitung) durch die Lymphwege resorbiert. Je geringer und flüchtiger die Schädigung und Exsudation war, desto rascher geht die Resorption und Reparation vor sich. Deshalb wird das rein seröse oder serös-fibrinöse Exsudat (das letztere nach vorhergehender durch Fermentwirkung erzeugter

---

[1] Bei den exsud. Erythemen vielleicht nicht nur sehr oft, sondern in den meisten Fällen. In allen von mir untersuchten (bisher 3) Fällen von exsudat. Erythem mit bläulichem Zentrum fand ich mikroskopisch an der Grenze der Kutis-Subkutis einen Bluterguß.

Verflüssigung) am raschesten aufgesaugt. Bei serös-
zelligen Exsudationen höheren Grades ist die Resorption schon um vieles langsamer, weil die in größeren
Massen ausgetretenen und in den Bindegewebsspalten sich
ansammelnden Leukozyten, die abgestorbenen Zellen
und Gewebstrümmer, zur Aufsaugung mehr Zeit er-
heischen (s. Seite 40).

Bei vielen Dermatitiden findet die Gewebsalteration,
besonders die des Epithels, in so geringem Maße
statt, daß die ganze Hautpartie nach Resorption des
Exsudates wieder abschwillt und die gewöhnliche
Färbung erhält, ohne daß man an ihr klinisch irgendeine an die Schädigung oder Nekrose der Zellen er-
innernde, abnorme Erscheinung sehen könnte. So ver-
hält sich das bei der Typhus- und Choleraroseola, bei dem
Variolaerythem, oft bei dem Erysipel, bei vielen hämatogen-
medikamentösen Erythemen, ja sogar ein oder das andere
Mal bei den Serum- und Vakzineerythemen.

Schuppenbildung und Abschuppung. Wieder bei
sehr vielen Dermatitiden kann man, wenn auch das Ödem
im Epithel klinisch nicht ausgeprägt oder nachweisbar
war, so daß wir selbst auf dem Höhepunkt der Entzündung
nur an Vorgänge, die im Bindegewebe sich abspielen,
denken konnten, später, nach Aufhören oder Verminderung
der Schädlichkeit und Weichen der Hyperämie und des
Ödems, eine dem Grade der primären Schädigung
und Nekrose der Epithelschicht entsprechende Epi-

thelabstoßung konstatieren. Wir sehen nämlich, daß mit partieller Rückbildung, Resorption und Verdunstung des Exsudates auf dem entzündlichen Gebiete auch die Zellreihen der Malpighischicht massenhaft in Verhornung übergehen, rissig werden und in verschieden große Bröckel zerfallen (Schuppenbildung = Squama).[1]

Die erste Nekrose wird, wie wir das oben betont haben, nicht durch das Exsudat, sondern durch die primäre Schädlichkeit hervorgerufen,[2] weil Serumaustritt und Emigration, was ich gleichfalls oben entwickelt habe, immer gegen die alterierten Zellen hin und in diese hinein dringen, also dorthin, wo sie bereits erfordert werden. Die primäre Alteration der Epithelschicht steht mit der der Kutis auf einer Stufe, ist ihr koordiniert, ein und dieselbe Schädlichkeit schädigt beide. Die abgestorbenen Epithelzellen sind meistens nicht vollständig verhornt wie bei der normalen Keratinisation, bei der die Kerne vollständig verschwinden, sondern nur hornartig degeneriert, d. h. die meisten Zellen sind zwar abgeplattet und ihre Membran mehr oder weniger verhornt, ihre Kerne aber zum größten Teile erhalten und gut färbbar. (Parakeratose, Unna-Auspitz.)

---

[1] Weiteres über Schuppenbildung s. bei Jadassohn: Über Pityriasis rubra. Arch. f. Dermat. 1892, S. 300

[2] S. auch a) Unna: Histopathologie der Haut, 1894, S. 628 und 633 usw. b) Philippson u. Török: Allgemeine Diagnostik der Hautkrankheiten, 1895 S. 7.

Diese abgestorbenen und degenerierten, rissig gewordenen Epithelzellen lösen sich dann von der Grundlage ab und werden abgestoßen (Schuppung = Desquamation). Der Defekt wird nämlich durch Proliferation fortwährend ersetzt, aber die Nekrose und Schuppung dauert so lange, als eine Schädlichkeit die Malpighischichte trifft und diese in der normalen Weiterentwicklung, der Verhornung gestört ist. So sehen wir Epithelnekrose geringeren Grades z. B. bei Morbilli, bei Skarlatina, bei septischen Skarlatinoiden, bei den meisten Dermatitiden exogen-chemischer Ätiologie, bei Pityriasis rosea, Trichophytia, Favus, bei sehr vielen hämatogenen sogen. exsud. Erythemen; und zwar mit vollständiger Verhornung z. B. bei Morbilli, mit unvollständiger Verhornung z. B. bei Skarlatina, ferner bei den meisten artifiziellen Dermatitiden, bei der Dermatitis exfoliativa Ritter usw.

Die Abstoßung geschieht in verschieden dicken Schichten, die einzelnen Zellen und Zellreihen sind eng miteinander verbunden, wahrscheinlich weil die interzellulären Brücken in größerem Maße erhalten bleiben, einzelne Schichten hängen hingegen nur lose miteinander zusammen, wahrscheinlich, weil das Exsudat sie künstlich auseinandergedrängt, zerrissen hat.

Bei akuten, ausgedehnten Hautentzündungen wird das abgestorbene Epithel anfangs in sehr großen und dicken Lamellen abgestoßen, sogar oft an den Händen in Handschuh-, an den Füßen in Sandalenform. Bei akut ablaufenden Schädlichkeiten wird dann die sich ablösende Epithelschicht immer dünner, bis die Schuppung aufhört. Wenn die Schädlichkeit länger andauert oder sich wiederholt, zieht sich auch die Desquamation in die Länge.

Anfangs, solange die abgestorbenen, aber mit Serum durchtränkten Epithelien die Lichtstrahlen durchlassen und so mehr oder weniger durchscheinend sind, lassen sie die Farbe der darunter liegenden Kutis durchschimmern, später aber, nach dem Verschwinden des Ödems, werden die trockenen, rissigen oder aufgelockerten Schichten undurchsichtig und infolge der eingedrungenen Luft weiß, silberfarben, weil diese und die Zellen jetzt die Lichtstrahlen reflektieren.

Rhagaden. Die entzündliche Haut reißt an den Stellen ein, wo sie einer größeren Dehnung und Spannung ausgesetzt ist, also am meisten in den Funktionsfurchen (Handteller und Sohle) und an den Körperöffnungen (Lippen, Mundwinkel, Nares, Genitalien etc.) und es enstehen schmerzhafte Risse = Rhagaden.

Rückbildung der Urtika. Die Involution der Urtika und der urtikaartigen Läsionen geht immer, wenn sich keine Blasenbildung hinzugesellt, sehr rasch, oft binnen Stunden spurlos, also ohne Epithelnekrose und Desquamation vor sich, weil bei ihnen, wie wir gesehen haben, das Epithel kaum durch die Schädlichkeit tangiert ist.

Die durch ein zentrales, pralles Ödem bedingte anämische Farbe der **Urtica** porcellanea verschwindet nach Resorption des Ödems sofort, und auf dem ganzen Gebiete bleibt eine einfache, ein wenig verwaschen konturierte Röte zurück, die binnen kurzer Zeit gleichfalls verschwindet. **Nur an den unteren Extremitäten** ist in ihrer Spur noch **durch Tage** eine livide Färbung (atonische Hyperämie) **zu sehen.**

Rückbildung der blasigen Dermatitiden. Der Verlauf von Hautentzündungen, die mit Blasenbildung einhergehen, kann folgender sein. **Der** Inhalt der oberflächlichen Bläschen und Blasen wird nach Sistieren der Exsudation alsbald in die Lymphgefäße resorbiert oder verdunstet, und die Zellen der Blasendecke und die übrigen abgestorbenen Zellen trocknen aus, wandeln sich in lufterfüllte Schuppen über den mittlerweile ersatzbildenden Epithelzellen um, genau so, wie wir das früher bei der klinisch keine Blasenbildung zeigenden Epithelläsion sahen. Diese Schuppen lösen sich nach Verhornung in Form von Desquamation von ihrer Unterlage ab. Oft sind die Bläschen so kurzlebig, daß wir nur die weißlichen, **Luft enthaltenden Bläschen** wahrnehmen.

Erosion und Exkoriation. Die meisten serösen, hämorrhagischen, seröseitrigen oder eitrigen Blasen reißen dagegen, wenn die Exsudation länger andauert, sich selbst überlassen, bei Hinzutreten eines äußeren Traumas oder einer Mazeration der Decke ein, der größte Teil ihres Inhaltes wird entleert, die Epitheldecke fällt zusammen, und durch die Risse hindurch liegt stellenweise oder ganz die Basis der Blasen frei. So wird je nach dem Sitz der Blase, entweder der aus den gebliebenen Zellreihen der Malpighischen Schicht bestehende oder der nackte, hyperämisch-ödemematöse, aus dem infiltrierten Korium bestehende, von der ausgetretenen Lymphe nässende, eventuell blutende Grund sichtbar. Im ersteren Falle sprechen wir von einer Erosion, in letzterem von einer Exkoriation.

Nässende Dermatitis. Bei vielen Dermatitiden sind die Erosionen und Exkoriationen den Bläschen und Blasen entsprechend nur punktförmig oder linsengroß, bei andern wieder, infolge der Konfluenz der Bläschen oder Größe der Blasen sehr groß — Dermatitis madidans.

Krustenbildung. Das ausfließende Serum verklebt auf den behaarten Gebieten die Haare, bildet auf der Kleidung harte Flecke, und vereinigt sich an einzelnen Stellen (Falten, Genitalien) mit den abgestorbenen Epithelzellen, dem sich zersetzenden Talg, Schweiß, den Leukozyten zu einer übelriechenden grauweißen schmierigen Masse. Das Nässen dauert nur so lange, als infolge der Schädlichkeit der Serumaustritt währt; dieser pflegt bei flüchtiger Natur der Noxen sehr rasch aufzuhören; dann gerinnt das bereits ausgetretene, aber nicht abgeflossene

Serum (also auch unter der nicht gerissenen Blasendecke) **und** trocknet mit den emigrierten **Leukozyten,** roten **Blutkörperchen** und anderen Gewebsteilen an der Luft ein. Es bilden sich **Krusten,** die bei serösem Exsudat **harzartig** und durchscheinend, bei hämorrhagischem **rötlich bis rotbraun,** bei eitrigem **grünlichgelb** und **undurchsichtig** sind, welche die Erosionen und Exkoriationen vor äußeren Insulten schützen und unter denen die intakten Malpighizellen proliferieren, um den Defekt zu decken und eine neue Horndecke zu bilden.

An der Proliferation nehmen außer den zentralen und randstelligen Zellen auch die follikulären teil. Ist die Hornschicht fertig, so hört das Anhaften auf, die Kruste **fällt** binnen Tagen oder 1—2 Wochen ab, — **subkrustöse** Heilung.

Die Stelle der geheilten Läsion bleibt verschieden lange, infolge Durchscheinens der erweitert gebliebenen Adern, hyperämisch.

Bei beständiger oder sich wiederholender Schädlichkeit ist auch das **Nässen anhaltend,** weil die Krustenbildung entweder gar nicht erfolgt, oder wenn doch, durch den neuerlichen Serumaustritt durchbrochen, aufgelöst, weggeschwemmt wird, und das ausgetretene Serum in Form von **miliaren** Tröpfchen sich auf den erodierten Gebieten ansammelt, z. B. bei vielen exogenen Dermatitiden. Auch bei diesen bildet sich mit Aufhören der Exsudation eine

festere Kruste, unter welcher sich das Epithel langsam
regeneriert. Unter Einwirkung gewisser Krankheitserreger bildet sich vor der vollständigen Heilung wiederholt eine grauweiße, fibrinöse Pseudomembran,
z. B. bei der Impetigo contagiosa.

Jede Erosion und Exkoriation kann, wenn sie auch
ursprünglich aseptisch war, sekundär infiziert werden,
meistens durch banale eiterungerregende Bakterien. Es erfolgt dann eine kopiöse Leukozytenemigration auf
die Oberfläche und Bildung einer gelblichen Kruste.

Vesikulöse, bullöse und pustulöse Dermatitiden
heilen, wenn das Gewebe der Kutis nicht zerstört ist,
ohne sichtbare Narbenbildung spurlos. Dort, wo wir
also nach der Blase eine Heilung mit Narbenbildung sehen
(z. B. bei einem Typus der Epidermolysis hereditaria, bei
einzelnen bullösen Dermatitiden, sehr oft bei dem Zoster
usw.), dort wurde auch die Kutis zum Teil zerstört.
Hier ist dann nicht von Atrophie, sondern von Vernarbung die Rede.

Papilläre und epitheliale Hyperplasie. Bei
vielen sich hinziehenden entzündlichen Prozessen zeigen
die interpapillären Epithelleisten und Papillen auf
dem Blasen- oder Pustelgrunde vor der endgültigen
Heilung, infolge der ständigen Einwirkung des Krankheitserregers oder einer interkurrenten Schädlichkeit, eine
mächtige Hyperplasie (diese hyperplastischen Gebilde wachsen manchmal auf das 5—6fache des Normalen

an), und so entstehen die papillären und epidermalen, kondylom- und frambösienartigen Gewächse, Vegetationen, so daß die Oberfläche der Läsionen warzig, drusig wird.

Solche Hyperplasie der Papillen und Epidermisleisten sehen wir manchmal bei der Trichophytie, den einfachen Staphylokokkeneiterungen (Impetigo vulgaris, Sycosis simplex), mancher bullösen Erkrankung (bei Pemphigus vegetans, Dermatitis herpetiformis), bei der durch Streptokokken verursachten Impetigo contagiosa, bei den Brom- und Joddermatitiden und beim Ekzem. Mit Aufhören der schädlichen Einwirkung bildet sich gewöhnlich auch dieser hyperplastische Zustand zurück, es erfolgt endgültige Heilung.

Nach Heilung bullöser Dermatitiden (z. B. bei den sogenannten Pemphigusarten, Dermatitis herpetiformis, Erysipelas bullosum, polymorphen Erythemen) entstehen manchmal vereinzelte oder zahlreiche Epithelzysten, welche aus den Schweißausführrungsgängen und Haarbälgen stammen. Später verhornen in ihnen die Epithelien oder verfallen der kolloiden Degeneration.

Rückbildung der eiterigen Dermatitis. Der Verlauf der auch das Bindegewebe befallenden eiterigen Dermatitis ist folgender. Das vereiterte Gewebe wird nur selten und in geringem Maße resorbiert, selbst wenn die Wirkung des Krankheitserregers aufhört. Gewöhnlich trocknen die im Epithel und in der Kutis sitzenden Pusteln ein und führen zur Krustenbildung und Heilung unter diesen, oder nach Durchbruch der Epitheldecke der Pustel, zu Substanzverlusten, welche dem zugrunde gegangenen Bindegewebe entsprechen. Der Durchbruch erfolgt zuweilen so rasch, daß das pustulöse Stadium nicht einmal konstatiert werden kann, und nur der im Gefolge des Aufbrechens und der Entleerung entstandene Substanzverlust wahrgenommen wird. Der auf die Oberfläche gelangte Eiter trocknet dann meistens gleichfalls sich selbst überlassen unter dem Einfluß der umgebenden Atmosphäre zum Teile ein; es bilden sich verschieden geformte, verschieden dicke und verschiedenfarbige Krusten, unter denen der regenerative Prozeß oder, falls der Krankheitserreger noch einwirkt, progrediente Nekrose bestehen kann.

Wenn nämlich der Krankheitserreger zur Zeit der Entstehung des Substanzverlustes durch Dazwischentreten des bakteriziden Serums, der polynukleären Leukozyten usw., schon vernichtet ist, wird dieser Gewebsdefekt durch den Regenerationsprozeß rasch ersetzt (vgl. Seite 34—36), d. h. es bildet sich neues Bindegewebe, welches, infolge seines größeren Gehaltes an mononukleären Leukozyten, die noch dort verbliebenen nekrotischen Gewebe und polynukleären Blutkörperchen wegräumt und langsam den Boden des Substanzverlustes, in Gestalt von gefäßreichen, lebhaft roten Wärzchen (Granulationsgewebe) überzieht. Obwohl die freiliegende Oberfläche des Granulations-

gewebes eine Zeitlang gleichfalls nekrotisiert, und auch
mehr oder weniger Leukozyten auf die Oberfläche emi-
grieren, füllen dennoch Granulationen bald den Defekt
bis zum Hautniveau aus. Diese wandeln sich dann in
junges Narbengewebe um und bedecken sich mit einem
frischen, anfangs grauweißen, undurchsichtigen, bald aber
verhornenden und durchsichtigen Epithel, das aus der
von den Drüsen, Follikeln und Deckepithelresten hervor-
gehenden Epithelwucherung entsteht.

Einfache Wunden. Es heilen also diese eiternden
Substanzverluste zumeist fast ebenso rasch, wie die nicht
eitrigen und nicht infektiösen. Diese rasch heilenden
Substanzverluste nennen wir einfache Wunden.

Der Inhalt der in der Subkutis und Submukosa
sitzenden, eitrigen Herde (Abszesse), entleert sich nach
Durchbruch oder Eröffnung der Kutis auf die Oberfläche.
Wenn der Krankheitserreger vernichtet ist, kollabieren die
Abszeßwände, nähern sich einander, und das neugebildete
junge Bindegewebe füllt den noch bestehenden Hohlraum
aus, an dessen Stelle ein Narbengewebe entsteht.

Der Organismus ist daher in den meisten Fällen
auch allein, ohne äußere Hilfe fähig den Bindegewebsverlust zu decken, und zwar mit Hilfe der
entzündlichen Reaktion.

Solche rasch heilende Substanzverluste sehen wir bei
den meisten staphylokokkogenen, banalen Pusteln (Pyo-
dermitiden) und Abszessen.

Geschwürsbildung. Wenn dagegen zur Zeit der Entstehung des Substanzverlustes der Krankheitserreger auf dessen Oberfläche und Ränder noch einwirkt, und in dessen Gefolge die Gewebsnekrose und der Zerfall fortschreitet (wie z. B. bei dem durch den Ducreybazillus verursachten Substanzverlust), so sprechen wir von Geschwürsbildung (Ulzeration), und wenn das Geschwür in der Subkutis sitzt und höhlen- oder gängeartigen Zerfall verursacht, so sprechen wir von Fisteln.

Das Geschwür repräsentiert also einen Substanzverlust mit zumeist progressiver Tendenz.[1])

Das Geschwür kann je nach dem Gewebsverlust oberflächlich oder tief sein. Auch die aus einer äußeren Infektion entstammenden Geschwüre können nach Ablauf einer bestimmten Zeit, sobald die die Nekrose bewirkenden Bakterien zugrunde gegangen sind, sich spon-

---

[1]) Wir sprechen daher bei Substanzverlusten, die durch Schnitt, Stich, Verbrennung und Kaustica verursacht werden, ferner bei Erosionen und Exkoriationen, die infolge von Blasen und Abschürfungen entstehen, von Wunden (Substanzverluste mit Tendenz zur Heilung), und nicht von Geschwüren. Ebenso sprechen wir auch nicht von Ulzeration, sondern von heilenden Wunden bei den durch banale Eiterung verursachten Substanzverlusten (Ekthyma, Furunkeln), des weiteren bei Blattern oder nach Demarkation von Gangrän und Nekrose, wenn der Krankheitserreger weitere Nekrose nicht mehr nach sich zieht, und zur Zeit der Substanzverlustbildung die Reparation schon vorgeschritten ist.

tan in einfache Wunden umwandeln, aber meistens und am leichtesten erfolgt dies infolge eines künstlichen Eingriffes (Exkochleation, chemisch-antiseptische Behandlung), wobei dann die Substanzverluste ebenso rasch ersetzt werden, wie wir das oben bei den Wunden gesehen haben.

Die hämatogene Ulzeration beobachten wir zumeist im Gefolge der chronisch einwirkenden Bakterien, weshalb von diesen bei den chronischen Entzündungen die Rede sein wird.

Narbenbildung. Der Defekt an Bindegewebe wird immer durch Narbengewebe gedeckt. Dieses besteht anfangs (s. Seite 38) aus Zellen und gefäßreichem, aber fibrillenarmem Bindegewebe, weshalb es auch eine Zeitlang geschwollen, prominent, blaß- oder rosarot aussieht: junges Narbengewebe. Dieses wandelt sich aber allmählich in ein zell- und gefäßarmes und meistens an unregelmäßig verfilzten Fibrillen reiches Bindegewebe um, und schrumpft, wodurch es auch sehr häufig dünner, anämisch wird: alte Narbe. — Die Narben sind dann glatt und sinken unter das Niveau der Haut, ohne Oberflächenfelderung zu zeigen[1]), und besitzen oder entbehren, je nachdem der Defekt oberflächlich oder tief

---

[1]) Was aber nicht mit dem Fehlen der Papillen im Zusammenhange steht, wie es vielfach angenommen wird, denn es bilden sich gewöhnlich neue Papillen in der Narbe. (S. Unna, Histopathologie S. 1085.)

war und die Follikel erhalten geblieben oder zugrunde gegangen sind, Follikelöffnungen und Haare. Da auch die elastischen Fasern und die Pigmentzellen zumeist zugrunde gehen, werden die Narben rigid, nicht pigmentiert, und um vieles weißer, als die umgebende Haut, oder zeigen nur eventuell das Netz einzelner, erhaltener und erweiterter (teleangiektatischer) Kapillaren. Die dünnen Narben lassen die Venen der Subcutis als dünne bläuliche Streifen durchschimmern. Die Epithelschicht dagegen, deren Stratum granulosum defekt ist, und deren Hornzellen anfangs unvollständig verhornt sind und noch massenhaft sich ablösen, wird über der Narbe fast immer mehr oder weniger vollständig ersetzt, es senken sich sogar noch häufig Epithelleisten in das Bindegewebe. Ja es bildet sich auch im Narbenepithel auf Lichteinwirkung wieder Epithelpigment, und zwar aus den Kernkörperchen der Epithelzellen selbst, ohne Dazwischenkunft der Melanoblasten (Meirowsky 1906), sodaß die Behauptung, nach welcher die Narben stets pigmentfrei bleiben, irrig ist.

Hyperplastische Narben. Die Form und Größe der Narbe entspricht in der Regel der Form und Größe des Substanzverlustes. Dies ist die regelmäßige Vernarbung. Aber die Vernarbung kann auch Abnormitäten zeigen, indem sich um vieles mehr Bindegewebe bildet, als zur Deckung des Defektes erforderlich ist. Es prominiert dann das Narbengewebe über dem Hautniveau und bildet verschieden dicke Massen, fibromatöse Tumoren, sog. Narbenkeloide, deren Ursache unbekannt ist, aber wohl auf eine gewisse individuelle Eigentümlichkeit der Haut, manchmal nur einer gewissen Partie, bezogen werden kann. Dies sehen wir z. B. auf dem Nacken nach staphylokokkogenen Follikulitiden (Folliculitis nuchae scleroticans).

Rückbildung der hämorrhagischen Dermatitiden. Die Involution des hämorrhagischen Erythems, und der hämorrhagischen Dermatitis ist identisch mit der Rückentwicklung der durch Hämorrhagien nicht komplizierten, wie wir das oben skizziert haben; und nur die Resorption des ins Bindegewebe ergossenen Blutes, wenn dies in erheblichem Maße erfolgt ist, modifiziert sie einigermaßen, insofern nämlich, daß das anfangs blutrot gefärbte Gebiet auch nach Sistierung der Blutung bläulich oder braunrot bleibt. Diese Färbung geht aber bald ins Grünliche, Gelbliche und schließlich Bräunliche über, um dann langsam oft erst nach langer Zeit (wenigstens klinisch) zu verschwinden. Diese Farbenveränderung entstammt der Umwandlung des Hämoglobin der aus den Gefäßen hinausgelangten, roten Blutkörperchen zu Pigment = Hämosiderin (s. S. 37.).

Hyperpigmentation. So entstehen denn im Gefolge der entzündlichen Veränderungen die oft lange persistierenden Hyperpigmentationen, genau wie aus den roten Blutkörperchen bei Rhexis nach Kratzen die bei den juckenden Hautkrankheiten (Prurigo, Pruritus, Pedikulosis, usw.) sichtbaren Hyperpigmentationen entstehen. [1])

---

[1]) Nach Ehrmann muß man die bei den Hämorrhagien per rhexin und diapedesin aus dem Blutfarbstoff stammenden und Pigment genannten hämatischen Schollen (Hämosiderin) (s. S. 37) wohl unterscheiden von dem durch Melanoblasten gebildeten, mit Hämorrhagien nicht zusammenhängenden Farbstoff der Epithelien, Haare, der melanotischen Tumoren, Sommersprossen und anderen patologischen Hyperchromasien, dem Melanin, das möglicherweise auch dem Blute entstammt. Auch nach Meirowsky müssen wir zwischen Epithelpigment und Kutispigment scharf unterscheiden, nur das nach M. (1906) das Epithelpigment $=$ Melanin aus den Kernkörperchen in den Epithelzellen selbst gebildet wird, das Kutispigment hingegen unter Wirkung des Lichtes aus dem Blutfarbstoff entsteht, teils frei im Gewebe, teils in den kleinsten Gefäßen, teils in Spindelzellen, die Blutfarbstoff aufgenommen haben. Nach Meirowsky gibt es überhaupt keine spezifischen Melanoblasten, diese sind gewöhnliche Bindegewebszellen.

VII. Vorlesung.

Die klinischen Formen der chronischen Hautentzündung.

1. Chronisches Erythem; 2. Chronische Dermatitis und Granu-
lationsgeschwulst. Der Verlauf und Ausgang der verschiedenen Formen der chronischen Hautentzündung. Größe,
Form, Zahl und Wachstum der chronisch entzündlichen Elementarläsionen. Rückbildung des chronischen Erythems. Rückbildung der chronischen Dermatitis. Schuppenbildung.
Subepitheliale Narbenbildung. Hyperpigmentation. Geschwürsbildung. Vernarbung. Atypische Vernarbung und Epithelisation.
Narben. Spontane Rückbildung der entzündlichen Erscheinungen.

Die klinischen Formen der chronischen Hautentzündung.

1. Chronisches Erythem.

Wenn irgendeine langsam einwirkende Schädlichkeit[1])
hauptsächlich die obersten Schichten der Kutis trifft, so
entsteht anfangs gleichfalls Gefäßerweiterung mit geringer, kaum wahrnehmbarer seröser Exsudation, Blut-
körperchenanhäufung um die Gefäße und Proliferation
der Ersatzzellen in den oberen Schichten der Kutis. Auf-

---

[1]) S. S. 42.

fallend und klinisch konstatierbar ist am ehesten die
Gefäßerweiterung, aber mit dem Mikroskop sehen
wir schon in der Kutis in kleinerer oder größerer
Anzahl Leukozytoide, und zwar anfangs immer nur
um die erweiterten, mit Blut gefüllten Gefäße und die
Wucherung der Peri- und Endothelzellen. Diesen Grad
der entzündlichen Reaktion bezeichnen wir klinisch als
chronisch entzündliche Hyperämie, chronisches
Erythem.

Solche chronische Erytheme sehen wir fast ausschließlich im Gefolge von gewissen hämatogen in die Haut
gelangten, diluierten bakteriellen und toxischen Schädlichkeiten entstehen: so infolge der Vermehrung im Blute und
infolge der hämatogenen Aussaat in die Haut bei den
Syphilisspirochäten in den ersten Wochen post infec-
tionem, sogar noch in den ersten 2—3 Jahren bei Rezidiven,
bei dem Lepra- und Malleusbazillus, bei dem Krankheitserreger (?) der Mykosis fungoides, des Lupus
erythem., der Akrodermatitis atroph., anderer cicatri-
sierender Dermatitiden und mehrerer hämatogener Ery-
throdermien unbekannter Ätiologie.

Auch bei dem chronischen Erythem sehen wir anfangs entsprechend der Einwirkungsart des Krankheitserregers und dessen Ausbreitung meistens hanfkorn-,
linsen- bis nagelgroße und erst später infolge des
eventuellen Weiterdringens der Schädlichkeit durch die
Lymphspalten ein wenig größere rundliche (z. B. bei

den sicher parasitären Erkrankungen Lues, Lepra usw.) oder mit Fortsätzen versehene, unregelmäßige[1]) spärliche und verstreute oder zahlreiche, dicht gedrängte, mehr oder weniger lebhaft rote (kongestive), bald wieder mehr bräunliche, oder bläuliche (atonische) hyperämische Flecken. Wir sprechen wie bei den akuten Entzündungen von Roseolen oder meistens einfach von Erythemen.

In solchen chronisch entzündlichen hyperämischen Läsionen hat man auch des öfteren bei der einen oder anderen Krankheit, deren Ätiologie bekannt ist, den Krankheitserreger nachgewiesen. So fanden in den Syphiliserythemen und Roseolen Simonelli und Zabolotny, Veillon und Girard (1905—1906) und andere, Spirochäten in den Kapillaren der Papillarschicht, in einigen subpapillären Gefäßen in dem diese umgebenden, mit spärlichen Zellen infiltrierten Bindegewebe. Ebenso fand in dem Lepraerythem Philippson (1893) Bazillen, und zwar in dem Lumen und Endothel der papillären und subpapillären Kapillaren und in dem diese umgebenden Bindegewebe.

Das chronische Erythem bedeutet auch nichts anderes, als einen abwehrenden und regenerativen

---

[1]) Letztere z. B. bei dem Lupus erythemat., bei den Sklerodermien, atrophisierenden Dermatitiden, bei der Sclérose atrophique de la peau (Petges et Cléjat 1906), Poikilodermia atrophicans vascularis Jacobii usw.

Prozeß milderen Grades, bei dem von seiten des Organismus gegen das Eindringen von spärlichen und im Blutserum oft schon geschwächten, aber beständiger einwirkenden Lebewesen oder von diluierten toxischen Stoffen in die obersten Schichten der Haut einkernige Leukozytenemigration und Ersatzproliferation in Aktion gesetzt wurde.

2. Chronische Dermatitis und Granulom.

Die chronisch entzündliche Hyperämie verbleibt meistens nicht in diesem Stadium, weil es sich meistens um solche Schädlichkeiten handelt, die sich vermehren oder beständiger einwirken, und zu deren Paralysierung diese milden entzündlichen Erscheinungen nicht ausreichend sind. Die reaktiven Erscheinungen steigern sich infolge der massenhafteren oder sich vermehrenden oder virulenteren oder beständiger einwirkenden Krankheitserreger; an die Stelle der Schädigung um die erweiterten und hyperplastischen Gefäße, seltener entfernter von diesen, tritt ein durch größere Rund-Plasmazellen, oft auch durch große Epitheloid-, eventuell Riesenzellen (Leukozytoide, Polyblasten) und durch massenhaft proliferierende Bindegewebszellen gebildetes Infiltrat in der Haut (und in der Schleimhaut). Es tritt also eine das Granulationsgewebe mehr oder minder imitierende histologische Struktur (granulationsartiges Gewebe), die chronisch entzündliche zellige Infiltration oder chronische Dermatitis, auch in Geschwulstform (Granulom), in den Vordergrund.

Dem entsprechend erscheinen klinisch, je nach dem Einwirkungsgebiete und dem Maße des Krankheitserregers, hanfkorn- bis haselnußgroße oder noch größere, zuweilen ausgesprochen perifollikulär lokalisierte, langsam sich entwickelnde und verschieden lange persistierende, zirkumskripte Infiltrate in der Haut, die anfangs immer lebhaft rot, später verschieden gefärbt und derb elastisch, prominent oder nicht prominent, kugelig oder unregelmäßig geformt sind.

Wenn sie in der Papillarschicht sitzen und sich flach oder halbkugelig herausheben, so sprechen wir von chronisch-entzündlichen Knötchen oder Papeln. So bei Lues im Gefolge der äußeren Infektion der Primäraffekt, oder, hämatogen entstanden, im Sekundär- und Tertiärstadium die sog. kleinpapulösen (lichenoiden) und lentikulären usw. Syphilide, bei Tbc. die exo- und hämatogenen Lupusknötchen, der hämatogene Lichen scrophulosorum usw., bei Lepra, Mycosis fungoides, Lupus erythem. hämatogen entstehende, bei dem Rhinosklerom, bei der Blastomykose exogen entstehende Papeln. Oder wir sprechen nur von chronisch-entzündlichem makulösem Infiltrat, wenn dieses in der Papillarschicht sitzt und nur geringfügige Hervorhebungen bildet (z. B. bei Lues, Tbc. viele

miliare, perifollikuläre Infiltrate, die meisten Elementarläsionen des Lupus erythem., die initialen Infiltrate der
Sklerodermien, Dermatitis atrophicans usw.). Oder
wir sprechen, wenn erbsengroße oder größere, zirkumskripte Infiltrate in der Retikulärschichte oder in der Tiefe der
Kutis sitzen und sich mehr oder minder halbkugelig hervorwölben, von chronisch-entzündlichen Knoten oder
Tuberkeln (z. B. bei Lues der der äußeren Infektion ent-
stammende Primäraffekt, und die hämatogenen knotigen
Syphilide, bei Tbc. das kutane Scrophuloderma, die Aknitis,
das Erythema induratum usw., bei Lepra und Mykosis fungoides die entsprechenden Läsionen). Wenn sie sich nicht
hervorwölben und verschwommene Konturen besitzen, so
sprechen wir von maßigen Infiltraten (z. B. bei der Sklerodermie, Akrodermatitis atroph., öfters bei Lupus erythematodes, und bei vielen hämatogenen chronischen Dermatitiden). Wenn erbsen- bis haselnußgroße, zirkumskripte oder
mehr diffusere Infiltrate in der Subkutis um die Arterien und
größeren Venen[1]) herum (s. S. 70) sitzen, so reden wir
von chronisch-entzündlichen subkutanen Knoten
oder Nodi, oder von nodösen Infiltraten (z. B. bei
Lues im akuten Stadium die subkutanen resolventen oder
exulzerierenden Knoten, im Spätstadium die subkutanen
Gummen, bei Tbc. das tiefe Scrophuloderma, Erythema
induratum, bei Sklerodermie, bei Akrodermatitis die tiefen
Infiltrate).

---

[1]) Philippson, Blaschko, Marcuse, E. Hoffmann.

Die Anzahl der Zellen aller dieser Infiltrate, deren Anordnung um die Gefäße herum oder entfernter davon, ihre Arten, Gattungen, ihre regressive oder progressive Metamorphose, hängt von der Einwirkungsart, den biologischen oder anderweitigen Eigenschaften des Krankheitserregers ab. Den Krankheitserreger kann man, insofern er bekannt ist, in den Infiltraten noch leichter nachweisen, als in den chronisch-entzündlichen Hyperämien, so bei der Lues die Spirochäten im Primäraffekt, im sekundären und tertiären papulösen, knotigen und gummösen Infiltrat, bei Tbc. den Bazillus im Lupus, Scrophuloderma, Lichen scrophulosorum, bei dem Rhinosklerom in den Knötchen und Infiltraten, bei der Lepra in den verschiedenartigsten papulösen und tuberkulösen Lepriden, bei dem Malleus in den verschiedenen Infiltraten.

Wenn die langsam einwirkenden Schädlichkeiten in erster Linie und hauptsächlich die Epidermis alterieren, wie die Erreger (?) der Psoriasis, der exogenen chronischen Dermatitiden und der Favuspilz, weichen die klinischen Erscheinungen von den obigen nur darin ab, daß die anatomische Differenz, auch klinisch zur Geltung kommt. (Hochgradige Epithelveränderung, Schuppenbildung und Desquamation gleich im Anfang und geringe Kutisinfiltration).

Der Verlauf und Ausgang der verschiedenen klinischen Formen der chronischen Hautentzündung.

Größe, Form, Zahl und Vergrößerung der chronisch-entzündlichen Elementarläsionen. Von der ursprünglichen Größe, Form und Zahl der chronisch-entzündlichen Elementarläsionen, ihrer Trennung durch gesunde Hautinseln, ihrer Konfluenz, ihrem Zusammenwachsen und ihrer Vergrößerung, gilt dasselbe, was wir von der akuten Entzündung sagten (s. S. 101).

Der Bestand und die Dauer der chronisch-entzündlichen Läsionen hält gleichen Schritt mit dem Lebenbleiben und der Vermehrung des in die Haut gelangten, krankheitserregenden Bakteriums, oder mit der ständigen Einwirkung der toxischen Stoffe und der fortdauernden Gewebsschädigung. Deshalb kann die eine Gruppe der Läsionen Wochen, die andere Monate, ja sogar mehrere Jahre hindurch dauern.

Rückbildung des chronischen Erythems. Die Involution der im chronisch-erythematösen Stadium verbliebenen Form, resp. die Restitution der Gefäßwände ad integrum, die Resorption der zirkumvaskulären geringen Zellanhäufungen geht meistens klinisch spurlos vor sich.

Der Ersatz der Bindegewebsschädigung, falls diese geringfügig war, kommt klinisch nicht zum Ausdruck. Auch die Nekrose und Abstoßung der Epithelschicht, wenn diese nicht in bedeutendem Maße geschädigt, ist nur selten zu beobachten; die meisten chronischen Erytheme verschwinden ohne sichtbare Abschuppung.

Wenn der Krankheitserreger nur im Zentrum zugrunde gegangen ist, an der Peripherie aber noch fortbesteht und sich weiter ausbreitet, so sehen wir zentrale Heilung. Wenn der Krankheitserreger gleichmäßig fortschreitet, sehen wir die abgeheilte Stelle von ringförmigem chronischem Erythem umsäumt.

Der Verlauf und die Involution der chronisch-zelligen Infiltrate oder der Dermatitis $\varkappa\alpha\tau$ $\dot{\varepsilon}\xi o\chi\acute{\eta}\nu$ kann folgender sein:

Schuppenbildung. Wenn auch die Epithelschicht durch Bakterien und deren Toxine oder irgendwelche Toxika intensiver geschädigt wurde, so erfolgt, ebenso wie wir dies bei den akuten Entzündungen gesehen haben, an dem zuerst angegriffenen, also ältesten Punkt Epithelnekrose, in Form von Hyper- und Parakeratose, als deren Folge sich Schuppung zeigt (s. S. 108).

Gesetzmäßig sehen wir das bei den sekundär und tertiär syphilitischen Papeln und Tuberkeln, an Lupus-, Lichen-, und Folliklisformen der Tuberkulose, in geringem Maße bei den papulösen und tuberkelartigen Infiltraten der Lepra, in sehr großem Maße an manchen kutanen

Infiltraten der Mykosis fungoides, besonders bei der Erythrodermie prémycosique, an manchen Formen des Lupus erythematodes, seltener an den sklerodermischen Plaques, an verschiedenen Formen der Dermatitis „atrophicans", gewöhnlich an der Hebra'schen Pityriasis rubra und an den ihr verwandten, chronischen Dermatitiden.

Zentrale Rückbildung. In den chronisch-dermatitischen Herden werden auch jene bakteriellen und toxischen Schädlichkeiten unschädlich gemacht, welche die ersten Zellen angegriffen haben, also genau so, wie bei der akuten Entzündung. Demzufolge werden, wenn die Stelle keine neuerliche Schädigung trifft, die meisten leukozytoiden Infiltrate im zentralen ältesten, also zuerst angegriffenen und in erster Reihe nekrotisierten und degenerierten Anteile resorbiert, ebenso wie wir das auch bei manchen einfachen akuten Entzündungen gesehen haben (s. S. 105).

Die Aufsaugung der degenerierten und zerfallenen Zellen durch die Lymphspalten geht ziemlich langsam vor sich, der zentrale Anteil besteht aus immer weniger und weniger degenerierten und zerfallenden Zellschichten. Überdies ist meistens das neue Bindegewebe, das die gleichfalls primär, aber in geringem Maße geschädigten und degenerierten einzelnen kollagenen Fasern ersetzt, geringfügig, so daß das Zentrum des Infiltrates dünner wird als die randständige Partie. Dadurch ensteht im Zentrum, außer der oben erwähnten Abschuppung, eine

Einsenkung. Dies sehen wir bei den meisten Infiltraten von Syphilis, Lupus, Lupus erythematodes, Lepra, Mykosis, Sklerom, Sklerodermie, Akrodermatitis usw.

Hypertrophie der Epithel- und Papillarschicht. Hingegen muß ich hervorheben, daß bei einer der bakteriellen chronischen Dermatitiden, der luetischen, an solchen Stellen, wo die syphilitische Läsion äußere, chemische, thermische oder mechanische Insulte treffen, statt der Involution an den erkrankten Stellen, das Exsudat in der Papillar- und Epithelschicht und die proliferierenden Zellen sich gewöhnlich so mächtig anhäufen, daß die Papillen sich verbreitern und strecken, die Epithelschicht enorm hypertrophisch wird und die Läsion viel mehr prominiert als an anderen Stellen. (Kondyloma latum.)

Wenn die Wirkung des Krankheitserregers auf dem ganzen Gebiete der chronischen Dermatitis aufgehört hat, so folgt der Resorption des zentralen Teiles sofort die Aufsaugung des ganzen Infiltrates. Wenn aber der Krankheitserreger nur zentral zu wirken aufgehört hat, dagegen von hier zentrifugal weiter fortschreitet, so sehen wir neben der zentralen Resorption das Weiterdringen der Infiltrate an den Randpartien, und zwar in Kreisform, wenn der Krankheitserreger nach allen Richtungen hin gleichmäßig weiterdringt. Schließlich erschöpft sich auch hier der Krankheitserreger, und dann wird das ganze Infiltrat resorbiert, und zwar fast spurlos, weil der Ersatz der

wenigen Bindegewebszellen klinisch **nicht wahrnehmbar** vor sich geht.

Subepitheliale Narbenbildung. In manchen Herden
aber, wie z. B. in einzelnen spätsyphilitischen Papeln und
Gummen, in dem einen- oder anderen Lupusknoten, im
Erythema induratum, in manchem Lupus eryth., in zahlreichen Läsionen der Sklerodermie, im Rhinosklerom, in der
Acrodermatitis atrophicans, Pityriasis rubra Hebra usw.,
erfolgt der Ersatz des unter Einwirkung des Krankheitserregers in höherem Grade degenerierten und abgestorbenen
Bindegewebes nach Vernichtung des Krankheitserregers,
durch Bildung von **sichtbarem Narbengewebe**, wiewohl
möglicherweise ein Substanzverlust (sichtbarer Defekt des
Deckepithels und der Papillarschicht) nicht nachweisbar
war. (**Subepitheliale Narbenbildung sog. Atrophie**
(s. S. 53). Die neu gebildeten Bindegewebszellen erzeugen,
da sie nunmehr dazu befähigt sind, Fibrillen, die dann
schrumpfen. Die Haut ist an diesen Stellen meistens
unpigmentiert dünn, unelastisch und zeigt nicht die gewöhnliche Oberflächenfelderung.

Keloidbildung. Manchmal entsteht aber eine
mächtige, **keloide** Hyperplasie der kollagenen Fasern,
z. B. im Gefolge der syphilitischen Tuberkeln.[1]) Sehr

---

[1]) Ich habe mehrere Fälle von sogenanntem **wahrem** fort-
schreitendem Keloid Monate und Jahre **hindurch** beobachten
und als Ausgänge **chronischer zirkumskripter** fortschreitender und
subepithelial **vernarbender** Dermatitiden unbekannter Ätiologie
konstatieren können.

selten entstehen dann im Gefolge von syphilitischen Papeln oder anderen chronischen Infiltraten bis kronengroße, rundliche oder ovale, weißliche, sehr weiche und lose, hier und da sackartige Narben (sog. maculae atrophicae, vergetures postsyphilitiques). Der Untergang der elastischen Fasern, am meisten in der Retikulärschicht und eine von der Norm abweichende Beschaffenheit des neugebildeten Bindegewebes (?), ist die Ursache und auch Erklärung dieser eigentümlichen Weichheit und Lockerung (Jadassohn).

Hyperpigmentation und Pigmentschwund. Im Gefolge einzelner chronischer, dermatitischer Veränderungen (z. B. Lues, Lichen planus), bleiben ziemlich lange Hyperpigmentationen[1]), oder, gerade entgegengesetzt, Pigmentatrophien zurück.

---

[1]) Nach Unna wäre diese Hyperpigmentation nicht den roten Blutkörperchen entstammender Pigmentstoff (Hämosiderin) und auch nicht Epithelpigment (Melanin), sondern wäre durch Körnchen und Schollen bedingt, die von Zerfallsprodukten der Granulomzellen abstammen. Dagegen hat Ehrmann, z. B. bei Lues, bei den an der Stelle der Papel (hauptsächlich der Braunen) sich zeigenden starken Hyperpigmentationen in älteren, von Leukozyten und Plasmazellen nur schwach durchsetztem Gewebe große zusammenhängende, stern- und rosenkranzförmige, mit bräunlichem oder grünlichem Pigment gefüllte Zellen gesehen, die die Eisenreaktion nicht gaben, dagegen in frischeren Papeln solche, die die Eisenreaktion gaben, hier sogar in den Plasmazellen. Daher unterscheidet er zwei Stadien: 1. Die graugelbliche-bräunliche Färbung des Plasma. 2. Das melanotische Pigment der restlichen Melanoblasten der pigmentierten Papel. Wahrscheinlich stammt

Geschwürsbildung. Unter den chronisch entzündlichen Hautveränderungen zerfällt nur in der einen oder
anderen der im Gefolge von Mikroorganismen entstandenen, sog. granulomatösen (Geschwulst-) Formen
das Gewebe in größerem Maße und führt zu pro-
gredienten, sichtbaren Bindegewebs- und Epithel-
defekten = Ulzeration, und zwar auf folgende Weise:

In einigen von den in der papillären oder retikulären
Schicht sitzenden Granulomen beginnt unter der heftigeren
bakteriotoxischen Einwirkung langsam eine massenhaftere Zellnekrose, worauf meistens durch geringen
Austritt von Serum und Leukozyten (und zwar
einmal hauptsächlich ins Epithel, das andere Mal hauptsächlich in das nekrotische granulomatöse Gewebe) ein
Teil des Gewebes einschmilzt, sich in Detritus um-
ändert. In diesen Fällen hebt sich das Epithel infolge
der Geringfügigkeit des Exsudates nicht in Form von
Pusteln ab, sondern wird nur durchtränkt und trocknet
an der Luft zusammen mit den Leukozyten zu Krusten
ein. So entstehen die krustösen Granulome, die sich
unter der Kruste mit Epithel überziehen können oder,

---

auch hier das Pigment aus dem Hämoglobin, wie bei der akuten
Entzündung. (S. auch J. Arnold, l. c. und Meirowsky, l. c.).
Unter gewissen Umständen bildet sich aus dem Hämoglobin auch
eisenfreies Pigment (Hämatoidin). Aus dem Hämoglobin der
roten Blutzellen wird nämlich entweder Hämosiderin oder
Hämatoidin. Beide halten sich exklusiv zueinander (Neumann, Virchows Archiv, Bd. 111 u. 177).

wenn die Nekrose und Exsudation weiter andauert, zu Geschwüren sich umändern.

Dies sehen wir bei zahlreichen Fällen von maligner Syphilis an den Papeln und Tuberkeln schon im Frühstadium, noch mehr an den Infiltraten, die im sog. Spät-(Tertiär-)stadium der Syphilis entstehen und in der Papillar- und Retikularschichte sitzen, den sog. kutanen Gummen, bei der Tuberkulose an einzelnen Lupusknötchen, an den akneiformen Tuberkuliden usw., bei der Lepra an den oberflächlicheren Knötchen und bei der Geschwulstform der Mykosis fungoides.

Das eine oder andere der in der Kutis-Subkutis sitzenden bakteriellen Infiltrate nekrotisiert anfangs gleichfalls nur im Zentrum, schmilzt hier durch Dazwischentreten von mehr oder weniger Serum- und Leukozytenextravasat ein, und es bildet sich eine mit Detritus gefüllte Höhle, die rasch oder langsam durch die dünngewordene Haut nach außen bricht und gleichfalls zur Geschwürsbildung führt. So entstehen Geschwüre im Gefolge von Gummen, Skrophulodermata, Erythema induratum, multiplen kalten Abszessen, ferner im Gefolge der subkutanen chronischen Malleus- und Aktinomyzesknoten.

Die Größe, Form und Tiefe des Geschwüres entspricht der Größe, Form und Dicke des zerfallenen Infiltrates, wofern kein hinzutretendes Moment: Trauma, Sekundärinfektion jenes alteriert.

Vernarbung. Mit Abschluß des Zerfallsprozesses tritt immer mehr das neue Bindegewebe in den Vordergrund, und zwar meistens und zuerst im Zentrum des Geschwürbodens, und erst später an den Rändern, seltener an den Rändern und in der Mitte zugleich. In diesem Falle nehmen die Stelle des Detritus gefäßreiche Wärzchen ein, worauf mit Fortschreiten des Narbengewebes das Ganze sich mit Epithel überzieht.

Wenn die Granulationsbildung gleichmäßig ist und mit der Epidermisation gleichen Schritt hält, d. h. an Zellen immer ärmer, an Fibrillen reicher wird, so erhält die ganze Narbe eine regelmäßige, glatte Oberfläche, die Epithelisation ist typisch.

Atypische Vernarbung und Epithelisation, papilläre, framboesieenartige, verruköse Vegetationen. Bis zur [vollständigen Epithelisation aber können die Granulationen oft äußere, sekundäre Schädlichkeiten treffen und sie nekrotisieren, worauf ein Serum- und Leukozytenaustritt auf die Oberfläche erfolgt. Hierdurch wird die Vernarbung gestört. Doch kann noch eher eine Störung in der Vernarbung dadurch auftreten, daß der Zerfall im Gefolge der langsam einwirkenden, bakteriellen Schädlichkeiten nicht immer und nicht überall gleichmäßig ist, sondern daß oft, wie z. B. auf der behaarten Kopfhaut, oder anderen behaarten Gebieten, der Zerfall und die Granulation resp. Vernarbung in ein und demselben Herde nebeneinander bestehen. Unter diesen

Umständen wird die Vernarbung und Epithelisation bis zum vollständigen Aufhören der Störung atypisch sein, d. h., die mit Epithel überzogene Fläche zeigt eine unregelmäßige, unebene, höckerige, papilläre Struktur, mit verschieden tiefen interpapillären Epitheleinsenkungen. Solche atypische Vernarbung und Epithelisation sehen wir bei sehr vielen im Gefolge von chronisch-bakteriellen Infektionen auftretenden Geschwüren, bei den syphilitischen, tuberkulösen, mykotischen, Bubas- und Yawsgeschwüren (frambösienartige, papilläre, vegetierende und verruköse Syphilide, Tuberkulosen usw.).

Narben. Die Größe, Form und Dicke der Narben spiegelt dann die Größe, Form und Tiefe des Substanzverlustes wieder.

Die Narben sind schließlich ziemlich lange hyperämisch infolge der neuen oberflächlichen und tieferen Gefäße; sie werden langsam nach Schrumpfen und Verschwinden der Gefäße anämisch und apigmentiert, eventuell hier und da hyperpigmentiert oder rostbraun, infolge Blutungen der Granulationen oder Blutung der Venen an den Unterschenkeln in die Narben (s. auch S. 123). Eine Zeitlang bilden sich dann an Narben parakeratotische ichthyosisartige Schuppen, und wir sehen Desquamation.

Spontane Rückbildung der entzündlichen Erscheinungen der Haut.

Aus dem vorangehenden ersehen wir, daß die entzündlichen Erscheinungen der Haut nach Absterben oder Elimierung des Krankheitserregers sich spontan, ohne jedes ärztliche oder medikamentöse Eingreifen rückbilden.

Bei den akuten Prozessen sahen wir nämlich, daß das einfache Erythem, das exsudative Erythem und die Dermatitis $\varkappa\alpha\tau$' $\dot{\varepsilon}\xi o\chi\dot{\eta}\nu$, die Urtika ohne irgendwelche Beihilfe nach dem Absterben oder Eliminierung des Krankheitserregers, sich zurück bilden, mögen sie die Folgen einer von außen auf die Haut, oder von innen auf dem Blutwege in die Haut gelangten Schädlichkeit gewesen sein.[1]) Ja selbst die meisten eitrigen (staphylococco- und streptococcogenen, die variolösen usw.)

---

[1] Z. B. die einfachen Erytheme nach physikalischen und chemischen Agentien, die von außen auf die Haut einwirkten, oder jene nach bakteriellen, bakteriotoxischen, medikamentösen hämatogenen Noxen (also das Scharlacherythem, die Morbilli, die Rubeola, die septischen Erytheme (Skarlatinoide), die Arzneierytheme usw.), weiter die verschiedenen mono- oder polymorphen exsudativen, nodösen Erytheme nach hämatogenen Giften usw. die verschiedenen exo- oder endogenen Dermatitiden, selbst die mit Blasen komplizierten, die verschiedenen Urticae und urtikarielle Läsionen (Prurigo, Strophulus, Neurodermitis usw.).

Dermatitiden bedürfen unserer Hilfe zu ihrer Rückbildung nicht. Bei einzelnen von den letzteren kann ein eventueller Eingriff auch nur das erzielen, daß der Krankheitserreger schneller entfernt wird, als dies durch die Entzündung geschehen kann, und daß so die Rückbildung des entzündlichen Prozesses indirekt beschleunigt wird (z. B. Exkochleation bei Ulcus molle, Eröffnung von Pusteln, Eröffnung und Exkochleation von Phlegmonen und Abszessen, und antiseptische Behandlung usw.).

All dies gilt auch von den chronischen entzündlichen Erscheinungen, von den chronischen Erythemen, Dermatitiden und Granulomen.

Dort, wo das ärztliche Eingreifen fähig ist, durch Medikamente den chronisch-entzündlichen Prozeß, abweichend von dem normalen Verlauf, rascher, ohne oder nur mit minimalem Gewebsverlust, zur Rückbildung zu bringen, steht ihm ein Spezifikum gegen den Krankheitserreger zu Gebote, oder es vermag den Organismus im Kampfe gegen den Krankheitserreger zu unterstützen. Die Infiltrate werden durch diese Mittel nicht direkt beeinflußt, sie verschwinden nach Absterben oder Eliminierung der Krankheitserreger von selbst. Ein solches Infiltrat ist das durch die Syphilisspirochäten entstandene entzündliche Gewebe, weil hier das Quecksilber und Jodkali Spezifika sind; ebenso das im Gefolge des Tuberkelbazillus entstehende Gewebe, weil hier das Tuberkulin ein spezifisches Mittel ist; ebenso der im Gefolge des unbekannten Krankheitserregers von Lichen planus und Sarkoiden enstehende chronisch entzündliche Prozeß, weil hier das Arsen spezifisch wirkt usw.

Dagegen sind wir nicht fähig die Infiltrate bei Lepra, Malleus, Rhinosklerom, Sklerodermie, Akrodermatitis, Lymphodermie, Pseudoleukämie usw. durch Medikamente irgendwie zu beeinflussen, weil wir gegen ihre Krankheitserreger kein Spezifikum besitzen. Diese überwinden eventuell selbst an Ort und Stelle den Krankheitserreger, und es erfolgt dann lokale Heilung und Rückbildung.